AF396250

Dr Lucien HIRTZMANN

Élève de l'École du Service de Santé Militaire

Troubles fonctionnels du Cœur

et Tuberculose

LYON — IMP. A. REY

TROUBLES FONCTIONNELS DU CŒUR

ET TUBERCULOSE

Dr Lucien HIRTZMANN

Élève de l'École du Service de Santé Militaire.

TROUBLES FONCTIONNELS DU CŒUR

ET

TUBERCULOSE

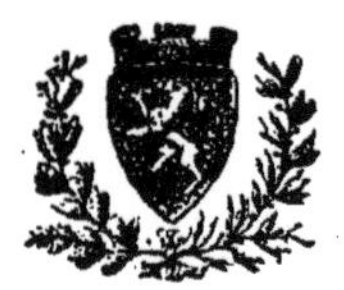

LYON

A. REY, IMPRIMEUR-ÉDITEUR DE L'UNIVERSITÉ

4, RUE GENTIL, 4

1908

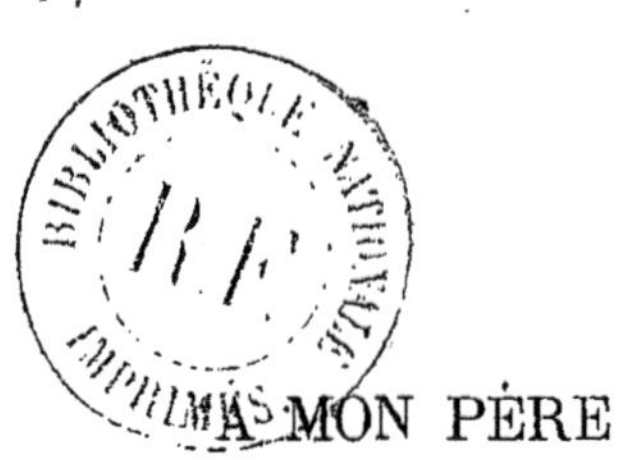

A MON PÈRE

A MA MÉRE

*Faible témoignage d'affection et de
reconnaissance.*

A Monsieur le Professeur Jules COURMONT

Professeur d'hygiène à la Faculté de Médecine,
Médecin des Hôpitaux,
Chevalier de la Légion d'honneur.

Qui nous fait aujourd'hui l'honneur
de présider notre thèse.

A M. le Médecin-Major de 1re classe BRAÜN

Auquel nous devons l'idée première
de ce travail.

Au Docteur J. HENNEQUIN

Membre honoraire de la Société de Chirurgie.

Au Professeur A. PONCET

Professeur de Clinique chirurgicale,
Chirurgien-Major de l'Hôtel-Dieu,
Membre correspondant de l'Institut,
Officier de la Légion d'honneur.

Au Docteur Éd. IMBEAUX

Ingénieur en Chef de la Ville de Nancy,
Chevalier de la Légion d'honneur.

A MES MAITRES DES FACULTÉS

de Nancy et de Lyon

AVANT-PROPOS

Il y a un an, M. le médecin-major Braün présentait, au Congrès de Berlin, un rapport sur les relations qui existent entre la tuberculose pulmonaire et les troubles fonctionnels du cœur chez le jeune soldat; en même temps qu'il attirait notre attention sur l'intérêt de cette question, il voulait bien nous inspirer le sujet de cette thèse et nous en fournissait les documents essentiels. Nous le remercions de l'honneur qu'il nous a fait et nous le prions de croire à notre parfaite gratitude.

M. le médecin-major Job nous a largement aidé de ses conseils et de son expérience, nous l'assurons de notre bien vive reconnaissance.

Avant de terminer nos études médicales, nous considérons comme un devoir d'exprimer à nos anciens maîtres notre respectueux attachement :

MM. les professeurs Nicolas et Prenant, qui nous ont toujours marqué un bienveillant intérêt.

M. le professeur Ancel, en qui nous avons trouvé un maître dévoué et un conseiller sûr.

M. le professeur Macé, qui nous a accueilli dans son laboratoire avec tant de cordialité.

MM. les professeurs Bouin, Neveu-Lemaire, Hoche, Michel, Richon, Sencert.

Tous ces maîtres furent pour nous de la plus extrême bienveillance, et nous regrettons maintenant leurs leçons empreintes de cette familiale intimité que le professeur Prenant se plaisait à rappeler l'an passé dans son cours d'ouverture à la Faculté de Paris; leur charmant accueil qui, en rompant les barrières qui séparent le maître de l'élève, obligeait ce dernier, par une force toute morale, au respect et souvent à l'admiration.

TROUBLES FONCTIONNELS DU CŒUR

ET TUBERCULOSE

CHAPITRE PREMIER

TROUBLES FONCTIONNELS DU CŒUR ET TUBERCULOSE

Depuis plusieurs années, une augmentation des maladies du cœur, surtout chez le jeune homme, a forcé les médecins à étudier, avec des idées et des techniques nouvelles, les variations et les troubles de la fonction cardiaque.

Cet accroissement de la morbidité cardiaque était d'autant plus intéressant et devait fixer d'autant plus fortement l'attention que l'on constatait en même temps une descente régulière de la courbe des maladies infectieuses.

Elle est prouvée par les statistiques ci-dessous empruntées aux armées française et allemande.

Tableau de la morbidité cardiaque dans l'armée.

FRANCE :

	Nombre de cas	Soldats ayant plus d'un an de service	Soldats ayant moins d'un an de service	Radiations temporaires ou définitives
1901 . .	1.576	2,46 o/oo	5,19 o/oo	1.529
1902 . .	1.445	2,20 o/oo	4,70 o/oo	1.782
1903 . .	1.640	2,50 o/oo	5,50 o/oo	2.332
1904 . .	1.782	2,50 o/oo	5,80 o/oo	2.026
1905 . .	1.771	2,40 o/oo	5,90 o/oo	1.924
1906 . .	1.432	1,90 o/oo	4,90 o/oo	1.645

ALLEMAGNE :

	Nombre de cas	Proportion pour 1000
1881 à 1885 . . .	563	1,50
1886 à 1890 . . .	840	2,00
1891 à 1895 . . .	1.357	2,80
1896 à 1897 . . .	1.476	2,90
1897 à 1898 . . .	1.571	3,10
1898 à 1899 . . .	1.662	3,10
1899 à 1900 . . .	1.631	3,10
1901 à 1902 . . .	1.737	3,20
1902 à 1903 . . .	1.522	2,90
1903 à 1904 . . .	1.851	3,50
1904 à 1905 . . .	1.905	3,60

Le nombre des réformes a subi une augmentation
parallèle.

Réformes pour maladies du cœur.

	FRANCE	ALLEMAGNE
1881 à 1886 . . .	1,40 o/o de l'effectif	1,50 o/o
1886 à 1891 . . .	2,18 o/o	2,00 o/o
1891 à 1896 . . .	2,68 o/o	2,80 o/o
1896 à 1900 . . .	2,92 o/o	3,10 o/o
1900 à 1904 . . .	3,05 o/o	3,25 o/o

Cette augmentation générale de la morbidité cardiaque, en parfait désaccord avec la diminution des
maladies infectieuses, est faite pour surprendre au premier abord. Mais en cherchant plus avant, et en faisant
par avance la part belle à ceux qui prétendent que l'*on
fait dire aux statistiques ce que l'on veut*, il est possible
de se renseigner plus complètement sur les causes de
cette augmentation indiscutable. On peut, en effet,
dans la mesure du possible, les différencier ainsi ;

FRANCE :

	Palpi-tations	Hypertrophies ou dilatations	Péricar-dites	Endocar-dites	Lésions organiques
1902. . .	811	273	57	444	156
1903. . .	958	189	51	470	188
1904. . .	1.109	195	58	400	238
1905. . .	976	119	31	462	184
1906. . .	765	92	30	345	200

ALLEMAGNE :

	Affections valvulaires	Hypertro-phies	Péricar-dites	Troubles nerveux
1896 à 1897. . .	565	115	40	628
1897 à 1898. . .	618	102	47	726
1898 à 1899. . .	640	147	36	722
1899 à 1900. . .	612	99	35	779
1900 à 1901. . .	641	121	36	763
1901 à 1902. . .	686	112	40	773
1904 à 1905. . .	596	108	47	816

Il ressort de ces tableaux que cette augmentation tient surtout à ce qu'on appelle, aujourd'hui, le *trouble fonctionnel*, encore mal connu et dont la cause nous échappe, alors que les troubles dits organiques, lésions valvulaires ou autres lésions constatables par nos moyens d'investigation actuels demeurent sensiblement constants, d'accord en cela avec la courbe des maladies infectieuses.

On pourrait croire aussi, à la lecture de ces statistiques, que la vie militaire, plus active, un peu fatigante pour certains sujets, amène des troubles de la fonction cardiaque chez des jeunes gens peu entraînés et peu résistants. Mais, dans le premier tableau, il est déjà démontré que la morbidité cardiaque affecte plus spécialement les jeunes soldats, et cela dans leur première année de service,

Une preuve encore plus évidente que ce ne sont pas les fatigues et l'entraînement au début de la période militaire qui sont en cause dans cette question est donnée par le tableau ci-dessous. Il sera facile de se rendre compte que la majorité des cas prennent naissance avant le service :

	Somme des cas	Avant le service	Après le service
1882 à 1883 . . .	431	322	119
1885 à 1886 . . .	487	361	106
1890 à 1891 . . .	726	165	75
1893 à 1894. . .	1.021	912	108
1897 à 1898 . . .	556	396	160
1900 à 1901 . . .	527	473	54
1901 à 1902 . . .	589	543	46
1902 à 1903 . . .	624	569	55
1903 à 1904 . . .	592	552	40

Cette augmentation existe-t-elle seulement dans l'armée et doit-on, par conséquent, en chercher la raison uniquement dans la vie militaire? Non, car nous constatons la même augmentation de la morbidité cardiaque dans le milieu civil, principalement dans les collectivités ouvrières et les groupements scolaires.

Lubenau, à Berlin, dans un hôpital réservé aux accidentés du travail, a compté parmi les sujets présentant des troubles de la fonction cardiaque, 35 pour 100 de névroses cardiaques, 40 pour 100 d'hypertrophies essentielles et seulement 25 pour 100 de lésions organiques.

D'ailleurs, depuis quelque temps, les troubles fonctionnels ont attiré l'attention par leur importance et aussi par leur fréquence. Chaque jour apparaît un nouveau procédé d'étude destiné à les mieux comprendre, une nouvelle théorie destinée à les mieux expliquer, une nouvelle technique pour les mieux observer.

En résumé, la morbidité cardiaque s'élève ; cette élévation est due à l'augmentation des troubles fonctionnels, surtout sensible et facilement démontrable par les statistiques militaires, mais existant également dans la population civile, n'étant pas, par conséquent, inhérente au service militaire.

CHAPITRE II

LE TROUBLE FONCTIONNEL

Les physiologistes discutent encore sur la nature neurogène ou myogène de la contraction cardiaque.

Les myogénistes, un moment victorieux après les expériences d'Engelmann et de His, perdent à nouveau du terrain et, après les travaux de Cyon, font une part un peu plus large à l'action nerveuse.

Les cliniciens, envisageant surtout le fait d'observation, ont toujours attribué un rôle considérable au système nerveux, sachant bien qu'à côté des symptômes causés par des lésions pour ainsi dire évidentes, il en est une grande catégorie d'autres, dans lesquels les examens macroscopiques ou microscopiques, les plus minutieusement faits, n'ont rien révélé.

Qu'entend-on par trouble fonctionnel? Pour bien le comprendre, il faut se reporter à la physiologie et étudier le travail du cœur. La pompe cardiaque doit fournir une certaine force, doit vaincre une certaine résistance pour propulser le sang dans les vaisseaux. Cette résistance est — nous le savons — très variable, et le cœur, pour que l'équilibre soit conservé, doit régler sa force sur cette résistance,

Comment se fait cette régulation ? Nous ne le savons encore que tout à fait imparfaitement ; toutefois les expériences de de Cyon et autres savants sur le nerf dépresseur et sur le rôle important dévolu aux glandes à sécrétion interne dans le rythme cardiaque et la pression artérielle permettent d'entrevoir la solution du problème. Mais quel que soit le mécanisme de cette régulation : physique, nerveux ou sécrétoire, son existence ne peut être mise en doute. Quand il se fait bien, le cœur fournit sans à-coup, presque immédiatement, le travail qui lui est demandé ; à condition, toutefois, que l'effort ne soit pas trop grand. Au contraire, si, pour une raison quelconque, une perturbation survient dans ce mécanisme, le cœur ne s'adaptera plus à son nouveau travail que difficilement, après un temps notable et quelques oscillations.

Lorsque, par suite d'obstacles périphériques trop considérables, de lésions organiques, la régulation est impossible ou très difficile, le cœur, qui assure un certain travail quand le malade est au repos, devient incapable de suffire à sa tâche quand apparaît un surcroît d'activité. On dit alors que le cœur est *insuffisant.*

Cette insuffisance peut être brusque, et, à la suite d'un surmenage intense ou prolongé, ou encore à la suite d'un violent effort, on peut voir se développer des accidents asystoliques. On dit que le malade a forcé son cœur, qu'il est atteint de *cœur forcé* ou encore de *dilatation aiguë du cœur* (Schott).

En résumé, dans le cœur fonctionnel, il y a trouble dans la régulation du travail, régulation qui ne s'accom-

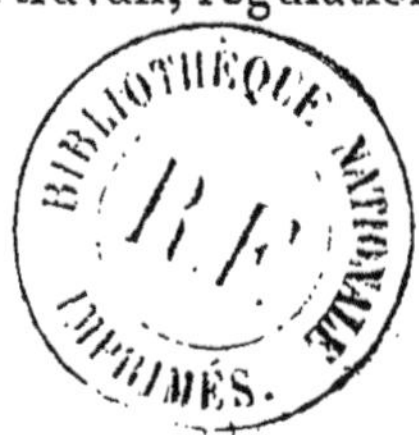

plit que difficilement après un certain tâtonnement. Dans le cœur insuffisant ou forcé, la régulation ne peut s'établir, la lutte du cœur contre l'obstacle peut être plus ou moins forte, quelquefois nulle, par exemple quand d'emblée il est débordé par l'excès du travail.

C'est pourquoi, ainsi que l'a dit Hoffmann, la frontière entre le cœur fonctionnel et le cœur insuffisant est *labile* et pourquoi aussi comme l'ont remarqué de nombreux cliniciens, Stockes entre autres, le trouble fonctionnel précède souvent, accompagne quelquefois le trouble organique.

Toutefois il est facile de comprendre que si un trouble est apporté dans les organes (nerfs, glandes, etc..) qui réalisent la régulation cardiaque, nous pourrons trouver les seuls symptômes du cœur fonctionnel sans voir apparaître ceux du cœur insuffisant, l'hydraulique demeurant constante, les valvules étant demeurées intactes, les résistances sensiblement égales à ce qu'elles étaient auparavant.

C'est la raison pour laquelle on ne considérait pas jadis comme des cardiaques vrais les malades qui se plaignaient d'oppression, de dyspnée, de palpitations, car chez eux, on ne pouvait arriver à diagnostiquer un trouble organique quelconque. Aussi Bouillaud, Potain considéraient plutôt ces symptômes comme des présomptions de troubles nerveux.

CHAPITRE III

DIAGNOSTIC DU CŒUR FONCTIONNEL

Toutes les manifestations du système circulatoire, au cours desquelles il est impossible de saisir des modifications organiques du côté du cœur ou des vaisseaux, et qui ne s'accompagnent pas d'insuffisance cardiaque, peuvent être rangés sous la rubrique de troubles fonctionnels.

Comme en sémiologie nous étudierons d'abord les signes tirés de l'examen du cœur, ensuite ceux tirés du pouls, et même ceux tirés du poumon, cœur et poumon formant un système intimement uni.

CŒUR

A. **Précordialgies**. — On note fréquemment des douleurs assez aiguës simulant l'angine de poitrine pouvant survenir brusquement et spontanément, ou au contraire être provoquées par un travail, un effort. Elles s'accompagnent fréquemment de modifications vasomotrices, surtout d'hypertension.

B. **Hyperkinésie cardiaque**. — On note presque toujours un choc précordial violent, surtout après une course, un effort, la paroi thoracique est violemment ébranlée, et, fait important sur lequel nous reviendrons à propos du pouls, on ne note pas d'abaissement de la tension artérielle.

C. Modifications de volume du cœur. — Ce sont les dilatations, les hypertrophies, les atrophies.

Le diagnostic différentiel est encore aujourd'hui très difficile entre les dilatations et les hypertrophies fonctionnelles que nous avons seules en vue, car il ne s'agit pas ici des hypertrophies compensatrices de grosses lésions cardiaques dûment constatées.

Pendant longtemps, sous le vocable *hypertrophies essentielles* on a rangé les hypertrophies dites de croissance, celles dues aux intoxications par l'alcool, le café, la dilatation du cœur à la suite des maladies infectieuses ou à l'occasion de l'effort prolongé ou répété.

Moritz, s'appuyant sur des recherches orthodiagraphiques prétend que la dilatation aiguë du cœur sous l'influence du travail, n'existe pas ; tout au contraire le cœur subirait une diminution de volume aussi notable sur le cœur pathologique que sur le cœur normal.

Les études de Rumpf sur le *cœur mobile* n'ont pas simplifié la question, car il a observé des cas de déplacement de la pointe de 5, 6 et même 13 centimètres dans les différentes positions. Cette mobilité anormale, qui en impose souvent pour l'hypertrophie ou la dilatation n'est pas sans troubler la fonction cardiaque et provoque des symptômes variables palpitations, tachycardie, arythmie, oppression.

Cette cardioptose est due à un relâchement des ligaments suspenseurs du cœur, d'après Rumpf ; à un

abaissement du diaphragme et des viscères abdomi-
naux d'après Barié.

Aussi, en confondant la dilatation et l'hypertrophie,
peut-on dire que l'augmentation de volume du cœur est
fréquemment observé parmi les autres troubles fonctionnels, à tel point que Germain Sée donnait à ces
troubles, chez le jeune soldat, comme unique cause,
l'hypertrophie cardiaque de croissance, simple dilatation, pour d'autres, comme Corrigan, Stockes.

Par des recherches orthodiagraphiques, Crieger a
montré que, quand le cœur est insuffisant, le contour
du ventricule gauche est flou et qu'il n'y a pas d'écart
visible du bord ventriculaire à la systole et à la
diastole.

Par le même procédé, Diétlen a étudié les formes
radiographiques du cœur pathologique ; il a montré
qu'à chaque lésion cardiaque correspond une défor-
mation bien définie de l'aspect du cœur. Ces déforma-
tions ne se rencontreraient point dans le cœur fonctionnel.

L'atrophie du cœur est rare, on sait qu'elle se rencontre surtout chez les tuberculeux et les cancéreux ;
ne faut-il voir chez ces malades qu'un amaigrissement
de l'organe parallèle à celui des autres muscles, ou
faut-il y chercher une autre raison comme l'hypoplasie
artérielle des tuberculeux (Rokitansky, Potain) ?

LE POULS

Il faut étudier successivement le rythme et la tension
artérielle. Dès le début, il est nécessaire d'insister sur

la grande instabilité du pouls aussi bien en ce qui concerne son rythme que sa tension ; cette instabilité est par elle-même un excellent signe de trouble fonctionnel.

Sous l'influence d'une course par exemple, on voit le pouls passer de 70 à 100 pulsations, puis demeurer à ce chiffre, même assez longtemps après que l'effort a été fourni. Moritz, dans ses dernières observations sur les cyclistes de la course Leipzig-Strasbourg, a vu le pouls monter jusque 150 et même 192 pulsations à la minute !

Kern, qui a plus spécialement étudié cette question, est arrivé aux conclusions suivantes : Chez l'homme sain, le pouls revient à la normale au bout de 2 à 3 minutes et cela *brusquement ;* chez des sujets entraînés (expérience sur des coureurs japonais) le pouls revient à la normale aussitôt le travail terminé. Au contraire, chez le sujet dont la régulation cardiaque se fait mal, ce retour à la normale ne se fait qu'au bout d'un temps variable, souvent assez long (de 8 à 45 minutes) et généralement en *lysis.*

Une autre épreuve appelée *réaction du myocarde* de Max Herz consiste à plier avec lenteur le bras sur l'avant-bras et en fixant avec soin son attention sur l'acte exécuté. Chez le sujet normal, il ne doit pas y avoir de modification de pouls ; quand le cœur est insuffisant, il y aurait ralentissement. Cette méthode n'a donné aucun résultat vraiment pratique.

Rythme. — Le rythme peut être accéléré, ralenti, irrégulier et l'on est amené à étudier la tachycardie, la bradycardie, l'arythmie.

1° *Tachycardie.* — Il y a tachycardie quand il y a à
la fois accélération très notable (130-150 pulsations) et
petitesse du pouls. Très distincte par conséquent de
l'accélération cardiaque que l'on rencontre dans presque toutes les pyrexies où les pulsations sont simplement plus nombreuses (110-120).

Elle se rencontre fréquemment comme trouble fonctionnel, avec ou sans palpitations ; elle est transitoire,
permanente ou paroxystique.

Transitoire, se manifestant à la suite du travail, d'un
effort, de la digestion, d'une simple émotion.

Permanente, souvent alors on ne peut lui trouver
une cause anatomique, compression du nerf vague par
des ganglions médiastinaux, paralysies toxiques ou
toxiniques des centres vaso-moteurs et, dans ce cas, on
note en même temps de l'hypotension, abaissement
brusque de la tension artérielle, qui est en raison
inverse de la fréquence du pouls (Marey) ; enfin tachycardie permanente causée par des troubles dans le
fonctionnement des glandes à sécrétion interne (hyperfonctionnement de la thyroïde) au moment de la ménopause (suppression de la fonction ovarienne). Un certain
état d'hypofonctionnement des glandes surrénales ou
de l'hypophyse serait aussi susceptible de réaliser une
tachycardie avec palpitations, le suc thyroïdien étant
physiologiquement antagoniste des sucs surrénal et
hypophysaire (de Cyon, Livon, Salvioli et Pazzolini).

L'adénopathie trachéo-bronchique provoque assez
souvent une tachycardie permanente qui dépasse rarement 150 pulsations à la minute. Cette accélération du
pouls est due à une compression du nerf vague par les

ganglions. La digitale est sans action sur cette tachycardie car son action modératrice ne peut s'exercer sur les pneumogastriques en état de paralysie.

Il y a enfin les crises de tachycardie paroxystique caractérisées par l'accélération extrême des battements du cœur survenant tout à coup et disparaissant avec la même rapidité ; elles sont très rares ; on en a observé chez des phtysiques à la période ultime, mais dans ces cas les lésions du myocarde et des valvules les font rentrer parmi les troubles organiques et le mécanisme de l'accès a été expliqué par des extra-systoles ventriculaires (Hoffmann, Gerardt, Savy).

2° *Bradycardies*. — Se rencontrent dans la convalescence des maladies infectieuses, dans les lésions de l'intestin, dans les affections hépatiques. Mais on peut voir un ralentissement cardiaque dans les intoxications, dans l'emphysème et même dans l'hystérie (Debove). En l'absence de toute maladie infectieuse, il faudra surtout penser à l'épilepsie.

Les modifications de la conductibilité auriculo-ventriculaire ; les phénomènes de dissociation auriculoventriculaire consécutifs à des lésions de la fibre cardiaque rentrent dans la catégorie des troubles organiques.

Vaquez a réussi par l'*épreuve de l'atropine* à différencier le pouls lent permanent (maladie de Stokes-Adams) et le pouls lent paroxystique consécutif à une maladie infectieuse ou à une lésion viscérale. L'atropine paralyse les terminaisons motrices du nerf vague et provoque une accélération des mouvements du cœur.

Une injection de o mm. oo1 d'atropine détermine

habituellement une tachycardie transitoire qui, débutant vers la 20e ou la 30e minute, disparaît entre la première et la troisième heure et porte parfois le nombre des battements du cœur au double du chiffre normal.

Dans la maladie de Stockes-Adams, par lésion du faisceau de His, l'atropine ne provoque aucune augmentation des contractions ventriculaires, mais, par contre, détermine une accélération très manifeste du rythme des oreillettes, comme en témoignent les tracés comparatifs du pouls radial et de celui de la jugulaire.

On dit que l'épreuve est positive quand il s'agit de ralentissement du cœur par cause nerveuse, comme par exemple dans la bradycardie des convalescents et dans les irrégularités respiratoires (ralentissement expiratoire) ; on note alors, sous l'influence de l'atropine, la tachycardie au pouls radial.

L'épreuve est négative dans le cas contraire.

3° *Arythmies.* — L'irrégularité du rythme a été considérée pendant longtemps comme une manifestation de lésion du myocarde ou d'insuffisance cardiaque et cependant on l'observe assez fréquemment dans les maladies fonctionnelles du cœur. Dans 183 cas d'arythmie, Hoffmann a seulement constaté 10 fois des lésions du cœur.

Il y a deux sortes d'arythmies : les allorythmies ou arythmies ordonnées (le rythme bigéminé, par exemple) et les arythmies vraies, irrégulières.

Ce sont surtout les premières que l'on trouve parmi les troubles fonctionnels. On ne peut les attribuer à des modifications ni de l'irritabilité ni de la conductibilité,

ni de la contractilité du myocarde, à moins d'admettre
que c'est là un rythme couplé dans lequel la seconde
contraction est due à une extra-systole, à un faux pas
du cœur, suivie d'une pause compensatrice. C'est peu
probable, car, cette extra-systole, cette systole avortée
est équivalente en puissance, en énergie à la première ;
d'autre part, De Cyon a obtenu des pouls bigéminés,
trigéminés à la suite de thyroïdectomie ou d'introduc-
tion de substances toxiques dans l'organisme. Il semble donc bien que l'on ait surtout affaire à des arythmies nerveuses, qui rentrent dans le cadre des troubles
fonctionnels.

Les autres arythmies dépendraient plutôt d'une
lésion de la fibre cardiaque ; il n'existe aucune régularité dans la force, ni dans la fréquence des battements du cœur ; ceux-ci sont d'inégale intensité, se
succèdent à des intervalles inégaux et sont séparés par
des intermittences vraies.

Les intermittences fausses sont plutôt le fait
d'arythmies nerveuses ou fonctionnelles ; trop faibles
pour être perçues au pouls radial, elles sont généralement conscientes, de nature irritative et d'un pronostic
plutôt bénin.

Les intermittences vraies, l'arythmie cardiaque,
sont inconscientes, plutôt de nature paralytique et
d'un pronostic grave. Malheureusement pour le
diagnostic, les deux sortes d'arythmie se superposent
souvent et rendent ainsi la question très difficile.

Malgré cette difficulté, on a essayé de différencier
l'arythmie nerveuse fonctionnelle de l'arythmie cardiaque organique.

D'après Lommel, dans les arythmies fonctionnelles, le pouls serait plus rapide pendant l'inspiration.

D'après Rehfisch, si on chronomètre la durée de chaque pulsation cardiaque, ainsi que l'intervalle entre deux pulsations, on obtient un rapport suffisamment constant pour permettre un diagnostic pathogénique.

On conviendra que la difficulté et la délicatesse de pareilles méthodes ne peuvent pas encore permettre, d'une façon pratique un diagnostic facile et certain.

4° *Tension artérielle.* — On a beaucoup discuté sur la valeur de la tension artérielle dans le trouble fonctionnel. Pour Hochhaus, Federn, elle est augmentée, tandis que pour d'autres, comme Broabent, Hensen, elle est abaissée. Il semble bien que la pression, comme le pouls, est très variable. C'est cependant à l'aide de cette tension qu'il faut surtout chercher à différencier le cœur fonctionnel du cœur organique.

Modifications de la pression après le travail physique. — Après un travail physique déterminé à l'ergomètre, on note chez l'homme normal deux élévations de la pression, l'une primitive, l'autre secondaire qui se traduisent nettement sur les diagrammes (Masing, Grebner, Grunbaum).

Quand l'élévation secondaire ne se produit pas, on peut en inférer que le cœur est faible. Chez les insuffisants cardiaques, la pression reste souvent sans modification ou s'élève lentement pour ensuite s'abaisser brusquement au-dessous de la normale.

D'après Oddo, de Marseille, il pourrait même y avoir

hypotension d'emblée, surtout chez les convalescents.

Le rapport entre les chiffres de la tension capillaire et de la tension artérielle est à l'état normal comme 2 est à 3. Cet écart est diminué dans l'hyposystolie au début (Bouloumié).

Chez l'individu sain, la compression d'une grosse artère (fémorale, par exemple) détermine au bout de cinq minutes une augmentation de 5 à 15 millimètres de mercure au tonomètre Gaertner et un ralentissement du pouls. Chez les sujets faibles, au contraire, la pression baisse avec tendance à la tachycardie (Katzenstein).

Les recherches de Fellner et Rudinger qui complètent cette méthode par l'appréciation de la pression à la systole et à la diastole ont pleinement confirmé les résultats de Katzenstein.

Toutefois, d'autres auteurs tels que Hocke, Mende, Janowski, ont mis en doute la valeur diagnostique du procédé de Katzenstein. D'après ces derniers, il y aurait des variations très nombreuses de la pression systolique et diastolique, due à l'action continuelle des nerfs vaso-moteurs.

En général, cependant, on peut dire que le cœur répond à une plus forte demande de travail par une accélération du pouls et une élévation de la pression sanguine.

Les recherches de Löhe concernant l'influence du travail physique sur la fréquence du pouls et la pression artérielle chez le soldat au repos et après le travail ont fourni des résultats précis sur la façon dont se comporte le cœur.

L'étude des pressions systoliques et diastoliques à

l'aide du sphygmomanomètre de Riva-Rocci lui a permis de confirmer que la valeur du *quotient-pression* chez le soldat en parfaite santé est de 0,253. Les variations de ce quotient sont importantes pour l'appréciation de la fonction cardiaque. Ce quotient est invariable dans les maladies fonctionnelles du cœur, tandis que dans les maladies organiques, comme l'insuffisance aortique, par exemple, il atteint 0,40.

Le quotient-pression est obtenu en notant la pression[1] à la systole et à la diastole et en divisant le chiffre obtenu par celui de la pression maxima ou systolique:

Exemple :   Pression systolique . . . 12
     Pression diastolique . . .   9

$$12 - 9 = 3 : 12 = 0,25$$

[1] La pression systolique, maximale, dynamique dépend de deux facteurs :

1° Une pression constante qui existe dans les artères, pression minimale, diastolique ;

2° Une pression provoquée par l'ondée sanguine envoyée par le cœur au moment de la systole.

Pour calculer chacune de ces pressions, on évalue d'abord la pression systolique en élevant la pression dans le sphygmomanomètre jusqu'au moment où on ne perçoit plus la pulsation radiale. On abaisse ensuite la pression jusqu'au moment où réapparaît la première ondée du pouls. Le chiffre obtenu indique la pression systolique mais un peu faible à cause de la résistance des plans superficiels et de l'artère. Pour corriger l'erreur, on est convenu d'ajouter 2 millimètres chez les personnes saines et 7 millimètres chez les sujets atteints d'artériosclérose. On abaisse encore la pression jusqu'au moment où les oscillations du pouls diminuent d'amplitude sur le tracé ou dans la colonne de mercure. Le moment où les pulsations passent de la normale à une diminution d'amplitude correspond sensiblement à la pression diastolique (Pulsdrück, de Strasbürger).

Vaquez et Digne ont exposé une nouvelle méthode pour déterminer la capacité fonctionnelle du cœur chez les cardiopathes. Le principe en est le suivant :

Sous l'influence d'une alimentation riche en chlorure de sodium, des malades maintenus au lit, dont le cœur était suffisant voient se développer des accidents asystoliques. Les auteurs donnent aux sujets suspects d'insuffisance cardiaque une dose quotidienne de 15 grammes de sel, ce qui représente avec la quantité de chlorure de sodium contenus dans les aliments un total de 16 gr. 50.

Chez les sujets dont le cœur est normal, l'élimination chlorurée se fait régulièrement sans aucun troubles.

Chez ceux dont le cœur est insuffisant, l'équilibre entre la quantité de sel ingéré et excrété se fait avec un certain retard, il y a des éliminations soudaines et intermittentes de chlorure de sodium.

Enfin, il y a des troubles subjectifs, dyspnée, gêne respiratoire, sensation de constriction thoracique, en même temps que l'on constate des signes de congestion des bases pulmonaires.

Ces accidents se prolongent peu et disparaissent presqu'aussitôt par la mise au régime déchloruré. Chez d'autres malades dont le cœur est encore plus insuffisant, les accidents durent plus longtemps et il faut un régime déchloruré de dix à quinze jours pour les voir revenir à l'état normal.

Poczobutt a indiqué un procédé d'exploration qui est susceptible de rendre quelques services. Il est fondé sur les différences qui existent entre la température rectale et la température axillaire. Chez le sujet sain, la température rectale surpasse la température axillaire de 0°, 1 à 0°, 3, tandis que chez le sujet dont le cœur affaibli est en état d'adynamie, la différence atteint 1 degré.

Cet auteur a remarqué également que lorsque, dans une maladie infectieuse, on notait entre la température axillaire et la température rectale une différence aussi nette et aussi marquée, le cœur était gravement menacé.

Quand la différence atteint 2 degrés, la mort serait presque fatale.

Cette méthode serait appelée à rendre de grands services au point de vue du diagnostic du cœur fonctionnel, mais elle n'est pas encore assez solidement établie et dernièrement encore, W. Jasinski la combattait assez vivement.

On a mis à profit pour différencier le cœur fonctionnel du cœur organique, les effets du réflexe Hering-Kratsmerch sur la pression sanguine.

Ce réflexe consiste en une irritation de la moelle allongée par les terminaisons du trijumeau dans la pituitaire, à l'aide des vapeurs d'ammoniaque, de chloroforme ou d'éther. Chez le lapin, il y a tendance à arrêt de la respiration en expiration, puis on observe un ralentissement de pouls avec élévation durable de la pression.

Chez l'individu sain, non nerveux, l'épreuve Hering-Kratsmerch amène une élévation de 10 a 20 millimètres de mercure au plus. Au contraire, chez les individus nerveux, les anémiques, les fébricitants, les sujets à troubles purement fonctionnels, la pression monte à

20, 30, et même 40 millimètres de mercure en même temps que le pouls s'accélère.

La méthode de Waldvogel pour apprécier la valeur fonctionnelle du cœur est fondée sur l'appréciation de la valeur de la pression systolique dans la position couchée et debout.

Quand il n'y a aucun signe de lésion valvulaire et aucun trouble de la fonction cardiaque, la pression systolique s'élève de 5 à 10 millimètres de mercure lorsque le malade passe de la position couchée à la position debout.

Au contraire, la pression baisse dans les mêmes limites et même davantage quand le cœur est insuffisant.

Pour étudier la capacité fonctionnelle du cœur, Strubell, s'est servi du bain tiède à 27 degrés. Chez les sujets jeunes, sans trace d'artério-sclérose, la pression tombe rapidement de 20 ou 30 millimètres de mercure quand on les immerge dans un bain tiède. Au contraire, chez l'artério-scléreux la pression baisse très lentement. L'auteur a même élevé ce procédé de diagnostic à la valeur d'une méthode thérapeutique de l'artério-sclérose.

En faisant ensuite passer un courant électrique à travers le bain on arrive à apprécier l'état de la contractilité du myocarde. En effet dans le bain tiède à 27 degrés, il se produit une vaso-dilatation cutanée ; lorsque le courant passe il y a contraction des vaisseaux de la peau de sorte qu'il en résulte des variations brusques dans la pression générale. Il se produit alors des perturbations notables dans le travail du cœur, d'autant plus marquées que le cœur est plus insuffisant.

D'autres méthodes très compliquées ont été indiquées pour se rendre compte de la capacité fonctionnelle du cœur, elles se fondent sur l'étude de la rapidité de la circulation (Yanowsky et Ignatowsky), sur l'évaluation en kilogrammomètres et en milligrammomètres du travail du cœur (méthode sphymobolométrique de Sahli). Ces méthodes beaucoup trop délicates ne peuvent encore être utilisées dans la pratique journalière.

Nous avons à dessein laissé pour la fin, l'étude de deux symptômes du cœur fonctionnel très importants pour l'étude que nous avons en vue : nous voulons parler des palpitations et de la dyspnée.

Un cœur qui palpite est un cœur qui bat fort et dont les battements sont perçus d'une manière plus ou moins pénible. Leur pathogénie est encore bien mal connue ; on les rencontre dans les maladies qui nous semblent les plus disparates. Toutefois les anciens cliniciens comme Bouillaud et Potain les considéraient comme rares chez les *vrais cardiaques*. Leur opinion est à peu près celle d'aujourd'hui, mais il est peut-être nécessaire de chercher les raisons de ces manifestations nerveuses qui sont souvent secondaires à des maladies latentes ou chroniques.

Merklen reconnaissait que la palpitation ne devait pas être exclue de la symptomatologie des affections organiques et qu'elles étaient souvent la première manifestation de la *dilatation du cœur gauche, de l'hypertrophie* au cours de l'artério-sclérose ou de la néphrite interstitielle.

Il existe toute une catégorie de palpitations qui relèvent de l'intoxication par les abus du thé, du tabac, par excitation psychique ou par excès de coït ou de masturbation. Elles présentent ce caractère d'être le plus souvent arythmiques et de s'accompagner d'hypertension.

Les palpitations sont, en général, transitoires; elles apparaissent à la suite d'une marche, d'un effort, ou au repos à l'occasion d'une émotion. On note le plus souvent de l'hyperkinésie cardiaque, le choc est violent à la région précordiale, le pouls est instable, de tension plutôt faible. Elles peuvent s'accompagner de tachycardie où le pouls demeure normal. Elles s'accompagnent presque toujours de dyspnée, le malade a une sensation d'étouffement et souvent de constriction thoracique très pénible.

Comme l'ont montré Traube et Peter, cette dyspnée est un excellent symptôme de trouble fonctionnel, surtout quand elle est alliée à la palpitation ; elle est due à une *stase sanguine pulmonaire qui tend à diminuer la capacité des vésicules sous l'influence de la distension des capillaires.*

C'est une dyspnée facile le passage brusque de la position verticale à la position horizontale peut la provoquer. Peut-être un peu osé paraîtra d'ajouter comme symptomatologie fonctionnelle du cœur des troubles digestifs, mais ces troubles ont été relevés par des auteurs comme Potain, Merklen, Barié.

Merklon insiste même sur ces troubles digestifs, qu'il qualifie de dyspepsie nerveuse, résistant à un traitement *toni-cardiaque*, mais cédant à un traitement *tonique général.*

Palpitation, dyspnée d'effort, troubles digestifs, voilà reconstitué ce syndrome si fréquemment étudié, c'est la palpitation d'origine gastrique de Potain, Barié, Sansom, Bourdon, Lindsay, Fenwick, c'est la symptomatologie du pneumogastrique qu'en 1879 Huchard avait mis en lumière et qu'il résumait dans cet aphorisme : *l'estomac se dilate, le cœur s'accélère, le poumon se fluxionne, le nerf vague divague.*

CHAPITRE IV

LA TUBERCULOSE DANS L'ÉTIOLOGIE
DES TROUBLES DU CŒUR

Après avoir vu la progression évidente de la morbidité cardiaque, après avoir rapidement étudié ce que
l'on doit entendre par troubles fonctionnels, il était
nécessaire d'approfondir les causes de cette augmentation.

La courbe des maladies infectieuses baisse ; la mor-
talité par rhumatime passe de $0,10\ ^o/_{oo}$ à $0,02\ ^o/_{oo}$ dans
l'armée française ; elle demeure sensiblement constante
dans l'armée allemande. Toutefois, il faut apporter ici
quelques réserves parce que les statistiques ne spéci-
fient pas la nature des manifestations articulaires et ne
différencient pas les pseudo-rhumatismes infectieux.
Même avec cette réserve les maladies infectieuses et le
rhumatisme ne suffisent pas à expliquer le nombre toujours croissant des troubles fonctionnels.

Le rôle des intoxications exogènes, alcool, tabac,
thé, café, ne peut être nié. Dans sa thèse inaugurale
Bruno-Eckard attribue à l'accroissement de la con-
sommation de la bière en Allemagne, qui serait passée
de 90 litres par an et par habitant en 1893, à 124 litres

en 1899, un certain rôle dans l'augmentation de la morbidité cardiaque ; il décrit même un *cœur de bière* chez les grands buveurs allemands.

L'hystérie, la neurasthénie ont été souvent accusées d'être à l'origine des névroses du cœur, mais en faisant remarquer que la neurasthénie est rarement primitive, qu'elle est le plus souvent secondaire à une intoxication, à une maladie chronique ou latente (tuberculose, syphilis, albuminurie, glycosurie, etc...) que les intoxications sont relativement rares chez les soldats français, même en tenant compte des facteurs comme le tabac et l'alcool, il est logiquement impossible de donner comme cause unique ou seulement très importante de l'accroissement des maladies fonctionnelles du cœur les facteurs que nous venons de passer en revue.

Une maladie surtout s'étend chaque jour davantage, on la retrouve à la base de bien des affections considérées jusqu'ici comme primitives ; son terrain gagne de plus en plus dans la pathogénie aussi bien que dans l'étiologie, c'est la tuberculose.

Que l'on ne soit pas étonné si devant des troubles fonctionnels du cœur on en ait cherché l'explication au poumon. Il y a longtemps que Hirtz disait : *le cœur palpite, auscultez le poumon.*

Les recherches doivent être donc faites dans ce sens d'autant plus que si l'on consulte les statistiques on voit que la morbidité cardiaque et la morbidité par tuberculose sont sensiblement parallèles.

Les tableaux ci-dessous sont particulièrement intéressants à ce point de vue :

Morbidité cardiaque par armes (Armée française)
Proportions pour 1000.

	1901	1903	1904	1905	1906
Troupes à cheval. .	3,24	2,91	2,57	2,67	1,98
Troupes à pied . .	3,57	3,49	4,01	3,68	3,00
Infirmiers	3,42	5,29	9,67	5,29	3,27

Tuberculose (Pertes, décès, réformes, retraites.)

	1902	1903	1904	1905	1906
Infanterie . .	8,10 o/oo	8,25	8,13	8,71	9,07
Cavalerie . .	7,95 o/oo	7,34	8,71	7,91	7,48
Infirmiers . .	10,03 o/oo	10,15	13,30	12,22	10,13

Il faut cependant rectifier dans une certaine mesure par cette appréciation d'ordre administratif à savoir qu'un certain nombre de soldats du rang sont versés chaque année dans les sections d'infirmiers pour troubles fonctionnels de l'appareil circulatoire.

Maintenant que nous connaissons les divers troubles fonctionnels, il faudra examiner quels sont ceux que l'on rencontre le plus fréquemment dans la tuberculose surtout à la première période, étudier leurs différentes manifestations cliniques, en éclaircir si possible le mécanisme.

Romberg, Passler, Brünhs et Müller, après de nombreuses recherches et des expériences exécutées sur des animaux, sont arrivés à cette conclusion que le *danger capital* pour les organes de la circulation lors des maladies infectieuses leur vient des vaisseaux notamment des centres vaso-moteurs dans la moelle allongée.

Depuis longtemps, on s'était aperçu des rapports étroits qui unissent le cœur et la tuberculose. Laënnec le premier, en 1821, remarquait que le cœur du tuberculeux était petit, puis peu à peu se faisait jour les notions d'antagonisme entre les maladies du cœur et la tuberculose, l'importance de la tension artérielle dans le diagnostic et surtout le pronostic de cette terrible maladie.

Le cœur est donc petit chez le tuberculeux, mais une grosse question se pose immédiatement, question embarrassante mais très importante au point de vue du trouble fonctionnel et des conséquences.

Le cœur que les autopsies révèlent presque toujours petit doit-il son moindre volume à une hérédité tuberculeuse, à un arrêt de développement, à une hypoplasie vasculaire (Rokitansky, Potain) ou au contraire le devient-il par suite de la cachexie, de l'amaigrissement? En un mot est-ce une atrophie primitive ou secondaire? Il est bien difficile de trancher en pareille matière, mais peut-être pourrons-nous éclaircir le problème, sinon le résoudre entièrement. Quoique rares, on voit des malades mourir de la tuberculose, ayant un gros cœur, mais dans ces cas, dit-on, il faut penser à un cœur secondaire, à une néphrite, ou à une endocardite valvulaire. Peu importe ! un tuberculeux est donc susceptible sous l'influence de causes diverses, de faire de l'hypertrophie cardiaque, tout comme un homme normal non entaché d'hérédité tuberculeuse et du fait de cette lésion le voilà sinon réfractaire à la maladie du moins beaucoup mieux armé pour lui résister. Ce fait est pour le moins curieux à noter : un

homme né avec une hérédité tuberculeuse, frappé d'hypoplasie vasculaire, de manque de développement de
tout son système circulatoire et particulièrement d'une
atrophie du cœur peut, sous l'influence d'une cause
secondaire, se défendre, tout comme un homme normal, faire même une hypertrophie compensatrice qui
lui permettra de lutter souvent victorieusement contre
la tuberculose. Il semble donc que cette atrophie ne
doit être ni primitive ni définitive, puisqu'elle peut se
transformer en hypertrophie sous l'influence de causes
comme des néphrites ou des endocardites.

Pour le prouver, il suffira simplement à l'autopsie
de prendre non plus le poids brut du cœur, mais son
poids relatif par rapport au poids du corps tout entier
ou d'un autre muscle et il sera ainsi très facile de cons-
tater si l'on a affaire à une atrophie vraie ou à un amaigrissement parallèle à celui des autres muscles du
corps.

Nous avons ainsi, au cours d'une vingtaine d'autopsies noté les poids respectifs du cœur et du biceps
(muscle facile à prélever entier). Les vaisseaux du cœur
ont été sectionnés à la base, les cavités ouvertes et
lavées pour enlever le sang, la pesée faite ensuite.

Le biceps a été détaché au niveau de ses insertions
tendineuses sur l'apophyse coracoïde et sur le radius.
Des indications complémentaires ont été également
recueillies pour permettre l'interprétation aussi exacte
que possible des chiffres obtenus.

SEXE	AGE	MALADIE	OBSERVATIONS	POIDS DU CŒUR	POIDS DU BICEPS
SUJETS NON TUBERCULEUX					
Féminin . .	54 ans	Pneumonie	Pas amaigrie	230 grammes	70 grammes
Féminin . .	60 ans	Cirrhose atrophique	—	275 —	80 —.
Féminin . .	24 ans	Pneumonie	Amaigrissement notable	250 —	85 —
Masculin . .	36 ans	—	Pas d'amaigrissement	295 —	160 —
Masculin . .	42 ans	Péritonite	—	325 . —	120 —
Masculin . .	39 ans	Accident	—	335 —	140 —
Masculin . .	38 ans	Pneumonie	—	363 —	160 —
Masculin . .	29 ans	Accident	—	350 —	135 —
Masculin . .	54 ans	Tumeur du rein	—	348 —	125 —
SUJETS TUBERCULEUX					
Féminin . .	45 ans	Tuberculose pulmonaire	Peu amaigrie	320 grammes	80 grammes
Féminin . .	50 ans	— —	—	350 —	85 —
Féminin . .	18 ans	— —	Très amaigrie	255 —	55 —
Masculin . .	26 ans	— —	Amaigrissement	310 —	95 —
Masculin . .	23 ans	— —	Amaigri	225 —	60 —
Masculin . .	45 ans	Tuberculose diffuse	Peu amaigri	355 —	70 —
Masculin . .	38 ans	Cavernes	Très amaigri	280 —	65 —
Masculin . .	60 ans	—	—	320 —	82 —
Masculin . .	15 ans	Tuberculose pulmonaire	Peu amaigri	265 —	100 —
Masculin . .	36 ans	— —	Très amaigri	257 —	84 —
Masculin . .	60 ans	— —	—	278 —	50 —
Masculin . .	32 ans	— —	—	255 —	64 —

Il semblerait donc d'après ces résultats que le cœur
n'est pas congénitalement atrophié mais qu'il a subi un
amaigrissement parallèle à celui des autres muscles de
l'organisme.

Les hypertrophies mieux connues aujourd'hui dans
leurs relations avec la tuberculose, mais dont le mécanisme reste aussi ignoré qu'auparavant, se trouvent
surtout parmi celles que l'on rangeait autrefois sous la
rubrique, *dilatations, hypertrophies essentielles, hypertrophies de croissance.*

Potain et Vaquez concluent de leurs recherches
expérimentales sur les soldats que le cœur dans son
développement suit une marche parallèle à celui de la
taille, du poids et du périmètre thoracique et ruinent
du même coup les théories émises jusqu'alors.

Déjà en 1887 le médecin-major Duponchel combattait cette pathogénie des troubles fonctionnels et faisait
remarquer que l'on observait toujours des manifestations pathologiques au sommet des poumons, expiration prolongée, et rude, obscurité du murmure vésiculaire à l'inspiration.

En 1894 Huchard au Congrès de Lyon insistait sur
ce fait que la tachycardie prétuberculeuse peut en
imposer pour une hypertrophie de croissance. Enfin
Sylvestre dans sa thèse inspirée par Bard montre que
le symptôme clinique de l'hypertrophie de croissance
est une manifestation de nervosisme héréditaire ou
acquis et qu'il s'observe de préférence chez les sujets
suspects ou entachés de tuberculose.

Le professeur Tripier de Lyon admet que l'hypertrophie cardiaque que l'on rencontre chez les anciens

tuberculeux ayant résisté à la maladie est due à une véritable endocardite de nature tuberculeuse, qui agissant sur un tissu fibreux, produit des lésions fibreuses difficilement décelables dans l'endocarde et ne se manifestant pas par des signes cliniques habituels.

Tels sont brièvement résumés les caractères fonctionnels du cœur dans la tubereulose.

LE POULS

Les arythmies sont très rarement observées au cours de la tuberculose ; il en est de même des bradycardies, qui cependant ont été notées. Guéneau de Mussy, Breventini, Baréty, ont observé de la bradycardie transitoire par compression du nerf vague due à des ganglions médiastinaux.

La tachycardie dans la tuberculose est au contraire très fréquente ; on l'observe au début, très souvent ; à la période ultime, presque toujours.

Au début elle a une importance séméiologique considérable et Potain a pu dire que toute tachycardie, lorsqu'elle s'accompagne d'hypotension, que le sujet n'est atteint d'aucune maladie aiguë et n'a aucune apparence de cachexie ou d'épuisement nerveux, doit faire soupçonner la tuberculose.

Elles sont transitoires ou permanentes avec ou sans palpitations. Quand elles sont transitoires accompagnées de palpitations, le pronostic est favorable. Quand elles sont permanentes sans palpitations, le pronostic est grave et on peut prévoir une évolution rapide de la tuberculose.

Les recherches de Sirot, de Sterling, de von Rücke, ont montré que chez un tuberculeux au début, si le pouls n'est pas accéléré et si la température est normale, il est possible de prévoir une évolution lente de la maladie. Si le pouls est accéléré avec apyrexie et surtout s'il y a fièvre et tachycardie, il faut craindre une évolution rapide, le plus souvent à forme broncho-pneumonique.

Il est fréquent dans ces tachycardies du début, surtout quand elles sont transitoires et accompagnées de palpitations, d'observer un relèvement progressif de la pression artérielle et de les voir devenir de plus en plus passagères et rares, enfin disparaître complètement en même temps que l'évolution de la tuberculose est enrayée.

Dans ses travaux sur l'immunisation antituberculeuse, Marigliano avait noté depuis longtemps que le pouls se ralentit et la pression se relève quand l'état du tuberculeux s'améliore.

Ce sont là véritablement des troubles fonctionnels du cœur dans un organisme qui se défend et tend à résister à la tuberculose, car il est bien prouvé que l'on guérit de cette maladie puisque à presque toutes les autopsies de personnes mortes à tout âge de maladies les plus diverses, on trouve dans les poumons des cicatrices de tubercules guéris.

Tout autres sont les tachycardies de la période ultime ; elles sont permanentes, s'accompagnent d'une hypotension marquée. On peut en chercher la raison aussi bien dans la fièvre qui existe presque toujours à cette période que dans les propriétés vaso-dilatatrices des toxines tuberculeuses qui à ce moment, imprègnent tout l'organisme ; la fréquence du pouls, étant comme l'a démontré Marey, en raison inverse de la pression artérielle.

Le trouble fonctionnel le plus fréquemment observé au début de la tuberculose est certainement la palpitation. Que de jeunes gens traités pour anémie, chlorose, chloro-anémie, ne sont que des tuberculeux au début ! De plus en plus on est persuadé que ce ne sont là que des étiquettes qui cachent une tuberculose plus ou moins latente et quand on ausculte ces malades avec soin, on perçoit au sommet du poumon des modifications, insignifiantes quelquefois, de la respiration, mais qui, quelques mois plus tard, seront peut-être remplacées par des craquements, des râles humides.

Au début, en effet, on ne perçoit souvent qu'une diminution dans l'intensité du murmure vésiculaire, une inspiration un peu rude, une expiration légèrement prolongée.

Ces palpitations sont transitoires ; elles apparaissent à la suite d'une marche, d'un effort, d'une simple émotion, après les repas à l'occasion de la digestion. Elles s'accompagnent généralement d'une légère accélération du pouls et d'hyperkinésie cardiaque. La tension reste plutôt faible sans avoir cependant une hypotension bien marquée.

En même temps il y a une dyspnée assez forte, le malade a la sensation d'une plénitude thoracique, il manque de souffle.

Dans la sphère digestive, on note fréquemment des troubles dyspeptiques, pesanteur à l'estomac, mauvaise digestion, et même souvent des vomissements. Ces malades sentent aussitôt après le repas survenir une sensation de pesanteur stomacale, puis les palpitations surviennent, quelquefois assez violentes pour provoquer le vomissement.

C'est parmi ces pseudo-dyspeptiques que l'on rencontre ces malades soignés pour une maladie d'estomac, souvent pendant de longs mois, à l'aide des régimes les plus sévères qui, un jour, révèlent par une brusque hémoptysie à leur médecin surpris la nature vraie de leur mal. C'est parmi eux, en effet, que l'on rencontre surtout ces hémoptysies précoces, réputées très curables car, ainsi que nous l'avons vu, la palpitation avec dyspnée est très souvent due à une stase sanguine pulmonaire ou à une poussée congestive du côté du poumon, d'où diminution de la capacité des vésicules sous l'influence de la distension des capillaires (Traube et Peter).

Cela est tellement vrai que souvent les palpitations précèdent les hémoptysies et, fait intéressant qui montre bien les relations étroites entre le cœur et le poumon, la pression artérielle, qui était chez ces malades vers 14 ou 15, monte brusquement aux environs de 20 pour retomber à la normale dès la fin de l'hémorragie.

C'est chez de pareils malades que la tuberculose est la plus curable ; bien soignés, généralement ils guérissent. Le plus souvent même la maladie n'arrive pas à ce premier degré, le traitement de cette anémie secondaire, qui est un traitement tonique et reconstituant, convient parfaitement à la tuberculose, dont elle n'est que le symptôme, et en arrêtant l'évolution de la maladie il empêche souvent de reconnaître la cause exacte du mal.

Les rapports entre la chlorose, l'anémie, la chloro-anémie et la tuberculose ne sont pas encore exactement fixés. Y a-t-il simple coexistence (Hayem), est-ce de l'hérédité tuberculeuse portant sur les vaisseaux (Rokytansky) ou n'est-ce qu'une forme de tuberculose larvée (Labbé) ? Le problème est difficile à résoudre, car on peut objecter facilement que ce ne sont là que des manifestations pathologiques *chez des tuberculeux*. Qu'un tuberculeux, tout comme un cancéreux, un brigthique ou autre malade peut être sujet à des troubles cardiaques ; il fallait donc déceler la tuberculose au début. L'auscultation des sommets du poumon, faite avec soin a toujours montré des modifications de la respiration, surtout de l'obscurité respiratoire, un peu de submatité ; de plus, le séro-diagnostic de MM. Arloing et Courmont, pratiqué, a presque toujours été nettement positif à 1/5 ou à 1/10.

L'ophthalmo-diagnostic pratiqué quelquefois dut être abandonné à cause des conjonctivites souvent intenses qu'il causait.

Nos observations ont porté surtout sur des jeunes gens, des soldats, parce qu'à cet âge le terrain n'a encore guère été modifié par la maladie et que les conditions semblables d'existence, d'âge, réalisent presque les conditions d'une expérience, enfin parce que chez le jeune homme, moins sensible que la jeune fille aux troubles de la puberté, nous mettions d'emblée et autant que possible, hors de cause la pathogénie génitale de ces troubles fonctionnels. Nous n'avons pas cependant manqué de recueillir des observations chez des jeunes filles pour prouver que ces cas étaient pour ainsi dire calqués les uns sur les autres.

Au point de vue pronostic, on peut dire que le pronostic est bénin chez les palpitants dont le pouls demeure normal, qu'il est un peu moins favorable chez ceux dont les palpitations s'accompagnent de tachycardie transitoire avec léger abaissement de la tension, enfin qu'il est franchement mauvais chez ceux qui présentent une tachycardie permanente avec hypotension marquée sans palpitation, surtout quand il y a en même temps élévation de la température.

PATHOGÉNIE

Quelles sont les causes, quel est le mécanisme de ces troubles fonctionnels? Pour y répondre d'une façon sûre et précise, il faudrait connaître à fond le mécanisme de la contraction et du rythme cardiaque, avoir étudié tous les facteurs qui entrent en jeu pour maintenir et régulariser la tension artérielle, avoir enfin sur les nerfs du cœur et le système nerveux en général des idées un peu plus certaines et un peu plus avancées que celles que nous avons actuellement. Ces réserves préalablement faites, il est pourtant possible, avec l'aide de nos connaissances et en tenant compte des lésions constatées, de se faire une idée de la question et de trouver une explication logique des troubles fonctionnels au cours de la tuberculose.

Nous avons déjà vu que les tachycardies presque constantes qui existent à la période ultime trouvent une explication très plausible dans ces faits, qu'il y a presque toujours à ce moment une élévation de température assez notable et que, de plus, les toxines tuberculeuses vaso-dilatatrices imprègnent tout l'organisme en provoquant une hypotension marquée.

La tachycardie permanente du début a été fréquemment expliquée par une compression du nerf vague due à des ganglions du médiastin et c'est à cette pathogénie que se rattachent la plupart des auteurs (Lalouette, Gueneau de Mussy, Baréty, Lasègue, Letulle, Boix, etc.......)

Il est évident que c'est là une cause qui explique de nombreux cas, surtout si l'on pense qu'il y a sans doute de nombreuses fois également où le nerf pneumogastrique peut être pris dans des adhérences de pleurésie et même de péricardite et, ainsi irrité, déterminer des modifications dans le rythme cardiaque.

Le rôle des toxines tuberculeuses a été invoqué pour expliquer les tachycardites transitoires avec palpitations. Pitres et Vaillard ont montré que les toxines peuvent déterminer des névrites du pneumogastrique.

Huchon dans sa thèse signale la fréquence de la tuberculose dans les cas d'ulcère gastrique, qu'il attribue à une névrite du nerf vague. Il relève chez la plupart de ces dyspeptiques des lésions pulmonaires tuberculeuses, des crises de dyspnée avec palpitations.

Dubard, le professeur dijonnais qui a inspiré cette thèse a remarqué aussi que ces ulcéreux étaient d'anciens tuberculeux plus ou moins guéris ou des tuberculeux résistant à la maladie.

Il est évident qu'il y a là une cause qu'on ne saurait négliger mais elle n'est pas unique, car elle ne suffit pas à expliquer tous les cas de troubles fonctionnels.

Il est peu probable en effet qu'une lésion aussi profonde aussi durable qu'une névrite du vague se borne à provoquer des troubles aussi passagers que des palpitations avec une légère accélération du pouls, qui se maintient tout au plus quelques minutes.

Les palpitations sont surtout relevées chez des individus à *tempérament nerveux*, des jeunes gens sujets à des douleurs rhumatismales, dont l'hérédité arthritique est évidente.

Le rhumatisme tuberculeux, décrit par Poncet, nous aide à comprendre ces manifestations qui ne sont qu'une tuberculose inflammatoire dans un organisme qui se défend et nous explique en même temps pourquoi après avoir observé la bénignité de la tuberculose chez les arthritiques on en était arrivé à conclure à un véritable antagonisme entre cette maladie d'une part et cette diathèse de l'autre.

Si l'on veut bien se rappeler les expériences de Traube et Peter, qui ont montré que les palpitations et la dyspnée d'effort étaient dues à une stase sanguine pulmonaire qui tend à diminuer la capacité des vésicules sous l'influence de la distension des capillaires, on comprendra pourquoi ces symptômes impliquent un pronostic plutôt favorable. Ils sont, en effet, la preuve que l'on se trouve en présence d'un organisme qui réagit vivement contre le bacille de Koch, qu'il va se faire une tuberculose inflammatoire qui tendra à limiter les lésions ; c'est en somme la *méthode de Bier* réalisée spontanément au niveau du poumon.

Chez beaucoup de ces malades, on met les troubles cardiaques dont ils se plaignent sur le compte d'une endocardite rhumatismale, parce qu'ils ont présenté quelques années auparavant des douleurs articulaires que l'on attribue à un rhumatisme aigu, franc, alors qu'il ne s'agit que de pseudo-rhumatisme infectieux, notamment de rhumatisme tuberculeux.

Ces troubles fonctionnels du cœur peuvent donc relever de tout autre cause que la lésion du cœur lui-même. Le mécanisme physiologique du fonctionnement régulier de l'appareil cardio-vasculaire est trop complexe, trop mal connu encore pour que nous puissions interpréter toutes les pertubations qui surviennent dans ce mécanisme, toutefois il faut s'efforcer avec les données actuelles de trouver une explication plausible de ces troubles fonctionnels.

L'appareil cardio-vasculaire se compose essentiellement d'un muscle qui est le cœur, de vaisseaux, d'éléments nerveux, d'un appareil régulateur. Le muscle cardiaque, composé d'éléments cellulaires intimement unis forme un véritable syncitium et possède la propriété de répondre à une excitation continue par des contractions intermittentes. Cette propriété est-elle fonction du muscle seul ou des éléments nerveux divers distribués entre les faisceaux musculaires ? Le rôle prépondérant appartient-il à la cellule musculaire ou à la cellule nerveuse ? Sur ce terrain, la théorie myogène et la théorie neurogène luttent encore. L'opinion éclectique est actuellement la suivante : Le cœur, sous l'influence d'une excitation qui est normalement la pression excentrique exercée par le sang sur l'endocarde, se contracte rythmiquement. L'onde de contraction naît au sinus veineux pour se propager à l'oreillette, puis grâce au faisceau de His de l'oreillette au ventricule.

Le cœur nous apparaît donc comme un muscle bien spécial, tant au point de vue de son excitant normal que de la façon dont il se comporte vis-à-vis de l'excitation reçue. Son activité peut être décomposée en quatre facteurs essentiels ou *tropismes du cœur :* irritabilité ou *bathmotropisme*, propriété de transmettre la contraction musculaire dans un sens défini ou *dromotropisme*, force, contractilité ou *inotropisme*, rythme ou *chronotropisme*.

Si ce dispositif existait seul la pompe cardiaque fournirait un travail toujours identique, de force et de durée constante. Or, ce travail doit être très variable, il doit se régler sur les résistances périphériques, se proportionner à tous les phénomènes physiologiques ou pathologiques qui s'accomplissent dans l'organisme. Il est donc indispensable qu'il existe un appareil qui règle l'activité cardiaque suivant les nécessités de chaque moment. Cet appareil est réalisé par les nerfs extrinsèques du cœur qui transmettent au muscle cardiaque les excitations parties du système nerveux central.

L'action des nerfs intrinsèques, ganglions nerveux, cellules nerveuses isolées entre les fibres cardiaques est encore bien mal connue. *Leur rôle est sombre, tout au plus peut-on dire qu'ils servent d'intermédiaire entre l'influence venue du système nerveux central et l'excitant cardiaque* (Romberg, *Traité des Maladies du cœur*).

Les nerfs extrinsèques sont centrifuges ou centripètes. *Centrifuges*, ce sont le pneumogastrique et le sympathique. Le nerf vague a surtout une action modératrice quoique contenant quelques fibres accélératrices ; tout en ralentissant le rythme il renforce les battements cardiaques. Le sympathique accélère le cœur et diminue la force de ses battements.

Le nerf de Cyon, isolé chez certains animaux, dont les origines sont éparses parmi le plexus cardiaque et aortique s'unit, chez l'homme, avec les rameaux du sympathique. Il constitue le nerf centripète.

Quand il se produit une élévation trop brusque ou trop considérable de la pression artérielle, ce nerf agit sur les centres vaso-moteurs et cardiaques, en provoquant une vaso-dilatation, surtout intestinale avec chute de la pression et en ralentissant les battements du cœur par excitation du pneumogastrique.

Mais la pression du sang peut, en dehors de cette action, par l'intermédiaire du nerf de Cyon, exercer une influence directe sur le cœur. Cette pression est, en effet, l'excitant normal du muscle cardiaque, il est donc logique de prévoir que, lorsque des variations se produiront dans l'excitant, elles auront leur répercussion sur le cœur. La pression vient-elle à baisser, le cœur précipite le nombre de ses battements. Il les ralentit dans le cas contraire.

Les centres nerveux sont situés au niveau de la moelle allongée. Leur tonus, transmis par les nerfs centrifuges au cœur, contribue au maintien régulier et normal du rythme cardiaque. Ils sont eux-mêmes soumis aux excitations périphériques, que ces dernières soient physiologiques (digestion, travail musculaire, etc.) ou pathologiques (l'inflammation par exemple) et aux excitations cérébrales (émotions, influences psychiques). Outre ces influences nerveuses qui apportent des excitations relativement éloignées, les centres sont sous la dépendance des éléments normaux ou anormaux, dissous dans le sang qui peut modifier sur place le fonctionnement des cellules nerveuses.

Les substances anormales qui peuvent se trouver dans le sang sont ces poisons bulbaires, comme la policarpine, l'atropine, la digitaline, etc.

Parmi les substances normales, se trouve tout d'abord l'oxygène, qui est la condition indispensable au maintient de la vie, l'excitant normal de tout protoplasma vivant. Puis, tous ces produits des glandes à sécrétion interne, dont les effets s'additionnent ou se neutralisent, dont la toxicité approche et dépasse même celle des poisons végétaux les plus violents et dont l'action, sur le système nerveux et la circulation, est si complexe que nous l'entrevoyons à peine.

De l'équilibre entre toutes ces influences, du balancement entre toutes ces excitations, résulte le rythme normal du cœur.

Les troubles fonctionnels résulteront des perturbations survenues dans ces différents facteurs, mais la question devient particulièrement difficile, quand il s'agit de déterminer quel est celui qui est en cause, ou la part qui revient à chacun quand plusieurs sont intéressés.

Engelmann divise les variations de l'activité cardiaque en *inotropes, chronotropes, dromotropes, bathmotropes*, suivant qu'il s'agit de variations portant sur la force ou contractilité, le rythme, la conductibilité, l'irritabilité de la fibre cardiaque. Chacune de ces causes peut provoquer des troubles du côté du rythme et du côté de la tension.

La variation est *positive* ou *négative*, suivant le sens dans lequel elle se produit. Par exemple, le pneumogastrique est doué d'un pouvoir chronotrope négatif en ce sens qu'il agit sur l'activité cardiaque en ralentissant le nombre de ses contractions, le sympathique, au contraire, possède un pouvoir chronotrope positif. De même, dans le réflexe Hering-Kratshmer, il se produit une augmentation de l'excitabilité cardiaque, une influence bathmotrope positive sous l'influence d'un réflexe sympathique, mis en jeu par l'excitation des fibres du trijumeau.

Les variations inotropes provenant d'altérations de la contractilité, provoquent souvent de l'arythmie. Le muscle cardiaque fatigué se contracte mal et répond, tantôt bien, tantôt mal, à l'excitation. On peut reconnaître cette arythmie à la hauteur inégale par laquelle se traduit la forme du pouls sur les sphygmogrammes. Ces variations inotropes peuvent affecter une certaine régularité, on peut voir alterner une contraction forte, puis une contraction faible, ou deux contractions fortes et deux contractions faibles. Dans ce dernier cas, on se trouve en présence d'un pouls alternant vrai, très rare d'après les auteurs.

Les variations chronotropes peuvent donner lieu à

des extra-systoles, le cœur se contracte avant la fin de la diastole, sa phase de repos est écourtée.

Cette extra-systole se traduira par une pause compensatrice, c'est-à-dire par une diastole plus longue que normalement et qui sera d'autant plus prolongée que la systole supplémentaire aura été précoce. Ces extra-systoles surviennent-elles régulièrement après chaque systole normale ? On a affaire à un rythme bigéminé.

Certaines tachycardies sont dues à des systoles supplémentaires, tandis que d'autres sont dues à une accélération des contractions normales, soit par modification de l'irritabilité de la fibre cardiaque *(bathmotropisme)*, soit par des variations dans les nerfs extrinsèques du cœur.

Un cœur qui bat vite n'est donc pas forcément un cœur facilement excitable, et il est très difficile de savoir si l'augmentation des battements du cœur est due à une perturbation dans la production de l'excitation, dans l'excitabilité ou dans la contractilité du muscle cardiaque.

Les altérations du dromotropisme musculaire expliquent le cœur bloqué (Herzblock de His).

La transmission de l'onde de contraction est entravée par une lésion du faisceau de His ; on observe deux, trois et même quatre contractions de l'oreillette pour une contraction du ventricule. Si la lésion est très prononcée, on peut observer une dissociation complète entre le rythme des oreillettes et celui des ventricules. On peut également observer des influences dromotropes dues au système nerveux, mais son rôle exact dans les troubles fonctionnels du cœur est encore mal connu.

On sait seulement que certaines lésions (compression par des ganglions, adhérences pleurales ou péricarditiques) peuvent causer des troubles durables dans le rythme cardiaque, soit en irritant, soit en paralysant les nerfs extrinsèques du cœur. On observe fréquemment des troubles fonctionnels à l'occasion de lésions viscérales plus ou moins avancées, il est probable qu'ils se produisent d'une façon réflexe par l'intermédiaire du sympathique ou du pneumogastrique.

Une perturbation apportée dans l'équilibre qui existe entre les diverses glandes à sécrétion interne doit provoquer des troubles fonctionnels, soit en agissant directement sur les noyaux bulbaires, soit en apportant des modifications à la tension artérielle. Malheureusement, si nous connaissons les effets que produisent des doses relativement considérables d'extraits de ces différentes glandes, les symptômes provoqués par leurs grosses lésions, nous ne pouvons encore déceler d'une façon certaine les petits signes de leur insuffisance.

Dans la tuberculose comme d'ailleurs dans la plupart des maladies infectieuses, la fonction antitoxique des glandes à sécrétion interne participe d'une façon active à la défense de l'organisme à laquelle prennent part déjà, avec un rôle plus ou moins connu et expliqué, le foie, la rate, les globules blancs, etc.

De plus en plus, on étudie le rôle de la glande thyroïde qui semble réagir très vivement contre les toxines du bacille de Koch. A vrai dire, on n'a jamais décrit de lésions spécifiques dans cette glande, on note surtout de la sclérose semblable à celle que l'on peut rencontrer dans les autres organes. Mais il est certain qu'avant d'être étouffé par le tissu scléreux, l'élément glandulaire a réagi et qu'il a réagi tout d'abord en s'hypertrophiant. Le goitre a été souvent noté au cours de la tuberculose, plusieurs travaux ont paru sur le goitre exophtalmique d'origine tuberculeuse et nombreux sont les cliniciens qui ne terminent jamais l'examen d'un tuberculeux sans regarder l'état de la glande thyroïde.

Le tuberculeux réagit avec une certaine violence à l'ingestion d'extrait thyroïdien : « *Ne donnez jamais d'extrait thyroïdien à un tuberculeux*, dit Hertoghe, *il maigrit très rapidement et son état s'aggrave d'une façon effrayante.* » Mais ce jugement n'est pas sans appel, car il y a des tuberculeux que la médication thyroïdienne améliore et fait engraisser.

Labbé, Vitry et Giraud, étudiant les variations de l'iode contenu dans la thyroïde des tuberculeux ont constaté des différences de 17 à 20 milligrammes à o mgr. 60 et même à o mgr. 3 suivant que la tuberculose avait eu une marche rapide ou au contraire une marche lente et chronique.

Les modifications des glandes surrénales au cours de la tuberculose sont encore mal connues. Elles peuvent être envahies par la sclérose, être elles-mêmes le siège de lésions tuberculeuses typiques, le plus souvent hyperémiées ou hypertrophiées, elles ont perdu beaucoup de leur action tonique sur le système vasculaire. La médication surrénale a été tentée chez les tuberculeux, on a obtenu ainsi quelques rares améliorations d'autant plus nettes que la lésion du malade était moins avancée, il se produit un relèvement de la pression d'autant plus marqué que la maladie est moins développée, mais presque toujours la pression revient à son point de départ malgré la continuation de la médication surrénale.

Nous ne reviendrons pas ici sur le rôle des glandes à sécrétion interne vis-à-vis de l'appareil cardio-vasculaire, les recherches de De Cyon, Salvioli et Pazzolini, etc., à part quelques points de détail sont, devenues classiques. D'autre part, nous venons de voir que la tuberculose intéresse assez vivement ces mêmes glandes. Il est logique de rapprocher ces deux ordres de faits, non pour en tirer des conclusions, fermes, mais au contraire pour trouver une nouvelle voie de recherches.

Au début de la tuberculose, les bacilles encore peu nombreux n'ont pas encore eu le temps de déverser dans l'organisme une quantité de toxines suffisantes pour impressionner d'une façon définitive le muscle cardiaque ou les éléments nerveux. Il est donc probable qu'il ne s'agit là que de manifestations passagères provoquées par des réactions de l'organisme et non de troubles durables (névrites, scléroses), dus aux toxines elles-mêmes.

Les palpitations sont aussi des phénomènes essentiellement transitoires ; elles sont, d'après Lévi et Rotschild, le terme le plus atténué du cœur thyroïdien, mais ce symptôme n'est pas spécial à la glande thyroïde ; il est même logique de penser qu'il peut être produit par un certain état d'hypofonctionnement de glandes à sécrétions physiologiquement antagonistes, la surrénale par exemple. Nous avons vu aussi que cette manifestation peut se produire par simple voie réflexe ou au contraire exiger un mécanisme plus ou moins complexe et mal élucidé. Beaucoup de troubles fonctionnels peuvent relever d'un état d'hypo- ou d'hyperfonctionnement de certaines glandes à sécrétion interne dont nous n'apprécions actuellement que grossièrement le rôle dans la régulation de l'appareil cardio-vasculaire.

Il est évident que d'autres causes, *très nombreuses*, sont à l'origine des troubles fonctionnels du cœur et que cette pathogénie est loin d'être unique, mais elle paraît du moins vraisemblable pour expliquer un certain nombre de cas. D'autre part, il est matériellement impossible d'affirmer l'origine tuberculeuse de ces troubles fonctionnels, puisque nous n'avons aucune preuve anatomo-pathologique ni expérimentale, mais leur existence dans le cours de la tuberculose est fréquente et indéniable ; elle est connue depuis longtemps, aussi sans établir une relation de cause à effet, il est permis d'insister une fois de plus sur les liens qui unissent le cœur et le poumon, l'appareil cardio-vasculaire et la tuberculose.

CHAPITRE V

OBSERVATIONS

Observation I

Ch. V..., 99ᵉ d'Infanterie, né le 9 mai 1886 à Aix-les-Bains, voyageur de commerce. Six mois de service, 1 m. 70. Poids 68 kilogranmes.

Entre le 4 avril 1908 pour palpitations et bronchite suspecte.

Antécédents héréditaires. — Père asthmatique et emphysémateux.

Trois frères morts d'affections pulmonaires mal déterminées.

Antécédents personnels. — Rougeole à six ans. Scarlatine à quatorze ans.

Douleurs rhumatismales au pied droit, traitées à Aix par des bains sulfureux et massages.

Le malade a été en traitement pour grippe et bronchite du 1 au 26 février 1908.

A eu un congé de convalescence de un mois puis à son retour au corps est rentré de nouveau à l'infirmerie parce qu'il se sentait faible et avait de violentes céphalées et des palpitations.

Homme assez vigoureux, faciès coloré.

Amaigrissement notable. Sueurs nocturnes depuis le mois de février.

Sensation de faiblesse et de courbature.

Température oscille entre 37,5 et 38 degrés,

CHARLES. — Pouls au repos.

CHARLES. — Pulsations après une course.

Palpitations et dyspnée au moindre effort.

Appareil circulatoire. — Palpitations, douleur précordiale après les repas mais pouvant aussi survenir par crise au milieu de la nuit.

Pouls régulier à 70, de tension 15.

Après une course la tension artérielle varie elle baisse à 12 centimètres. Le pouls après la course reste longtemps accéléré en même temps que la pulsation radiale devient plus faible.

Pointe dans le V⁰ espace gauche.

Bruits normaux bien frappés.

Appareil respiratoire. — Dyspnée d'effort. Toux rare. Expectoration nulle.

Au sommet droit : Vibrations exagérées ; matité ; obscurité respiratoire ; légers frottements.

Appareil digestif. — Digère mal. Sensations de pesanteurs après les repas. Eructations.

Vertiges quelquefois avec vomissements après les repas. Langue non saburrale. Pas de signe de dilatation stomacale.

Foie et rate normaux.

Système nerveux. — Malade nerveux, émotionnable. Vertiges. Exagérations du reflexe rotulien ; ni sucre, ni albumine. Séro-diagnostic positif 1/10.

Observation II

G.., 98ᵉ d'Infanterie, vingt-trois ans, cultivateur.

Antécédents héréditaires. — Père et mère bien portante. Une sœur en bonne santé.

Antécédents personnels. — Suppuration de l'oreille droite à sept ans qui a duré plusieurs mois. Aucune autre maladie dans l'enfance. Plusieurs hémoptysies, la plus abondante a été de la contenance d'une tasse à café. Sueurs nocturnes.

Amaigrissement de 70 kilogrammes à 56 kilogrammes

poids actuel. Pas de maladies vénériennes. Pas d'alcoolisme.

Il y a deux ans la maladie a débuté par un rhume. Le malade est entré à Desgenettes le 14 février 1905 pour broncho-pneumonie. Il a été soigné par des bains chauds. Sorti guéri le 29 mars.

Pas de troubles du rythme cardiaque.

Le 30 septembre 1906 le malade revient à l'hôpital pour bronchite chronique et emphysème. A ce moment apparaissent des palpitations qui surviennent au moment d'un effort après les repas et qui sont souvent assez fortes pour provoquer le vomissement.

Sorti le 21 octobre avec réforme temporaire.

Revient le 8 novembre 1907 pour bronchite et palpitations.

Examen : Malade très amaigri. Pommettes colorées.

Le malade se plaint de tousser, de battements de cœur et de mauvaises digestions.

Appareil respiratoire. — Toux fréquente. Expectoration muco-purulente.

En avant et à droite : Vibrations diminuées. Diminution du murmure vésiculaire.

A gauche : Matité à la région sous-claviculaire, percussion douloureuse. Vibrations exagérées. Inspiration très rude, expiration soufflante. Râles humides.

En arrière : A gauche, percussion très douloureuse. A la partie moyenne du poumon, au niveau de l'épine de l'omoplate submatité, râles et frottements très nombreux. Résonnance de la toux et de la voix.

Appareil circulatoire. — Pouls régulier, à 72, de tension 15.

Quand les palpitations surviennent, elles s'accompagnent de tachycardie marquée, le pouls monte à 140 et la tension baisse à 14.

Pointe dans le V° espace à deux travers de doigt du bord gauche du sternum. Bruits du cœur normaux. Ni dédoublements, ni souffle,

Appareil digestif. — Appétit conservé. Langue humide, non saburrale. Vomissements alimentaires assez abondants une demi-heure après le repas souvent causés par les palpitations, ne s'accompagnant que d'une douleur minime de sorte qu'il s'agit plutôt d'une simple régurgitation. Ni constipation, ni diarrhée. Dilatation stomacale. Foie normal.

Système nerveux. — Rien à signaler. Ni sucre, ni albumine.

Séro-diagnostic posititif à 1/10.

Réformé pour tuberculose pulmonaire.

OBSERVATION III

L..., 14ᵉ section des secrétaires d'état-major.

Le malade entre à l'hôpital pour dyspepsie et battements de cœur. Il exerce la profession de cultivateur.

Antécédents héréditaires. — Père et mère bien portants. Un frère et une sœur bien portants. Une sœur morte à deux ans de méningite.

Antécédents personnels. — Pas de maladies dans l'enfance. A toujours été un peu souffrant. Pas de maladies vénériennes. Pas d'éthylisme ni de tabagisme. Pas de rhumatisme.

Il y a trois ans le malade a commencé à avoir de mauvaises digestions, a perdu ses forces en même temps que survenaient des battements de cœur.

En novembre 1905 le malade a été soigné à l'hôpital de la Croix-Rousse pour *endocardite chronique*.

Appareil circulatoire. — Palpitations survenant après l'effort, les courses, les repas.

Dyspnée facile provoquée par le passage de la position horizontale à la position verticale.

Pouls régulier, 86, bondissant, de tension au sphygmomanomètre Potain, 17.

Après une course le pouls se maintient pendant dix minutes au moins à 128, la tension baisse à 14.

Choc précordial violent, pointe mal délimitée vers le
Vᵉ espace intercostal en dedans de la ligne mamelonnaire.

Bruits normaux mais assourdis.

Appareil respiratoire. — Tousse depuis deux ans. Expectoration muco-purulente, rare, surtout matutinale.

Examen. — Pas d'amaigrissement notable dans les fosses
sus et sous-épineuses.

Au sommet droit, matité, exagération des vibrations,
obscurité respiratoire. Craquements secs après une secousse
de toux surtout nombreux dans la fosse sus-épineuse.

A gauche, expiration soufflante sous le clavicule. Pas de
bronchophonie. Pas de pleurésie des bases.

Appareil digestif. — Langue bonne, non saburrale. Appétit beaucoup diminué. Digestions lentes et pénibles accompagnées de crises de palpitations.

Constipation légère. Pas de signes d'atonie gastrique.
Foie et rate normaux. Ni sucre, ni albumine.

Séro-diagnostic positif à 1/10.

A la radioscopie, la moitié du poumon droit paraît obscure.

OBSERVATION IV

D... François, 99ᵉ d'infanterie, né le 27 mai 1886 à Bayet
(Allier) ou il exerçait la profession de cultivateur. Entre le
20 octobre 1908. Poids 67 kilogrammes. Amaigrissement
léger. Entre pour dyspepsie et palpitations.

Antécédents héréditaires. — Père rhumatisant; mère
asthmatique ; ni frères ni sœurs.

Antécédents personnels. — Vers huit ans, fluxion de poitrine, depuis cette date il a des palpitations.

Depuis cette époque il souffre également de rhumatisme
subaigu. Jamais il n'a dû garder le lit pour ces douleurs
qui surviennent presque tous les mois.

Dès l'apparition de ces rhumatismes, il se plaint de
dyspnée d'effort et de palpitations.

Entre au service en octobre 1907. Depuis vient souvent à la visite pour palpitations.

Au mois de janvier il fait un séjour à l'infirmerie pour bronchite.

Rentre de nouveau à l'infirmerie le 25 mai pour bronchite, après avoir vainement essayé de reprendre son service.

13 juin. — Il est évacué sur l'hôpital Desgenettes, il toussait toujours et avait de la dyspnée et des palpitations.

Reste jusqu'au 23 juillet à l'hôpital, puis est envoyé en convalescence pour deux mois.

17 octobre 1908, crise de dyspnée assez violente au cours de laquelle, dit-il, il cracha une certaine quantité de sang rosé.

Appareil circulatoire. — Le pouls est régulier à 90, de tension 17.

Après un léger effort, on note une accélération du pouls jusqu'à 120. La tension ne varie pas.

L'épreuve de Katzenstein est négative.

Cœur. — Choc de la pointe, sans rétraction, dans le Ve espace, en dedans du mamelon.

Choc fort, sans frémissement, un peu d'arythmie.

A la pointe : souffle systolique, mais ce souffle commence un peu avant la systole et se prolonge dans le petit silence.

Lorsqu'on fait asseoir le malade, le souffle persiste. Quand le malade est debout, le souffle s'affaiblit beaucoup, au point que des examens antérieurs avaient fait croire qu'il disparaissait complètement dans l'expiration complète. On ne peut encore affirmer si l'on se trouve en présence d'un souffle organique ou inorganique. Deuxième bruit est bien frappé, non dédoublé. Battements épigastriques.

Appareil respiratoire. — Rien de notable au poumon droit.

Au poumon gauche, sous la clavicule, on note de l'exagération des vibrations, une inspiration très saccadée et une expiration prolongée.

Ni sucre, ni albumine.

Séro-diagnostic positif à 1 / 15.

Observation V

G..., canonnier, 6ᵉ d'artillerie.

Le malade entre à l'hôpital pour bronchite et battements de cœur.

Antécédents héréditaires. — Père mort d'un accident. Mère vivante, sujette aux bronchites. Une sœur faible de constitution, ayant également des battements de cœur.

Antécédents personnels. — Malade, âgé de vingt-deux ans, fermier.

Ajourné un an pour faiblesse. Adénites dans la jeunesse.

Fièvre typhoïde à dix-huit ans, sans complications appréciables.

S'enrhume facilement les hivers.

Crache beaucoup et ayant déjà eu souvent des crachats striés de sang.

A perdu ses forces depuis un mois. Sueurs nocturnes. Pas de rhumatisme.

Blennorragie il y a un mois.

Il y a un an, le malade s'est aperçu qu'il avait des battements de cœur en même temps qu'il contractait une bronchite chronique.

16 octobre 1907. — Le malade s'est senti pris de faiblesse en même temps que survenaient des palpitations plus violentes.

Reconnu malade, il est envoyé à Desgenettes le 18 octobre 1907.

Homme assez robuste, paraissant avoir maigri. Teint pâle.

Appareil circulatoire. — Palpitations après la course, les efforts, les repas. Dyspnée. Pouls régulier à 72, faible, de tension 16. Après une course, un effort, le pouls passe à 96, la tension reste sensiblement constante.

Pointe dans le V⁰ espaceà 1 centimètre en dehors de la ligne mamelonnaire. Bruits normaux.

Appareil respiratoire. — Le malade tousse surtout le matin.

Expectoration verdâtre, muco-purulente.

A droite, au sommet, pression et percussion douloureuse. Submatité, vibrations exagérées.

Respiration rude, saccadée.

Expiration très soufflante.

Bronchophonie. Quelques râles humides.

A gauche, obscurité respiratoire, surtout localisée au sommet.

Au niveau de la pointe de l'omoplate, nombreux râles sous-crépitants, léger souffle, bronchophonie.

Appareil digestif. — Appétit très diminué. Digestions pénibles.

Estomac un peu dilaté, clapotage. Alternatives de diarrhée et de constipation.

Rate et foie normaux. Douleur à la palpation de l'abdomen.

Appareil génito-urinaire. — Pollakiurie marquée. Polyurie.

Ni sucre, ni albumine.

Séro-diagnostic positif 1/20.

Ophtalmo-diagnostic positif.

OBSERVATION VI

B... J..., 99⁰ d'infanterie, né le 19 avril 1886. Six mois de service. Entre à l'hôpital le 31 mars 1907 pour bronchite et palpitations.

Antécédents héréditaires. — Parents vivants. Mère malade d'une affection pulmonaire depuis plusieurs années.

Antécédents personnels. — A dix-neuf ans, bronchite généralisée affectant surtout le côté gauche avec violent point de côté. Cette bronchite n'a jamais guéri complètement, car, depuis cette date, le malade a continué à tousser et à cracher.

Ajourné deux fois au Conseil de revision pour cette affection pulmonaire, il est reconnu apte au service la troisième année seulement.

. Au 99°, interrompait fréquemment son service pour entrer à l'infirmerie, puis, après quelques jours de repos, reprenait son service.

Etat actuel. — Malade affaibli, de constitution moyenne. A perdu 5 kilogrammes depuis son incorporation.

. Poids, 54 kilogrammes. Taille, 1^m62.

Ces jours derniers, a eu un peu de fièvre. Sueurs nocturnes.

Appareil circulatoire. — Palpitations très fréquentes pendant la nuit, sans cause, réveillant le malade, qui a alors une sensation rappelant celle de l'angine de poitrine. Dyspnée d'effort. Pouls régulier à 70, de faible amplitude, de tension 16. Après une course, le pouls monte à 90 et s'y maintient pendant cinq minutes. La pression reste sensiblement constante. Pointe dans V^e espace gauche à 1 centimètre en dehors du mamelon. Bruits sourds. Dédoublement du premier bruit.

Appareil respiratoire. — Amaigrissement des creux sus-claviculaires.

A droite, submatité. Respiration obscure au sommet. Expectoration soufflante dans le reste du poumon. Râles secs au sommet. Bronchophonie.

A gauche, dans toute l'étendue du poumon, gros râles et sibilances de bronchite.

Appareil digestif. — Peu d'appétit. — Alternatives de diarrhée et de constipation. Il y a deux mois, aurait eu, pendant plusieurs semaines, une diarrhée avec selles liquides, sans caractère bien spécial. Digestion pénible avec sensation de pesanteur. Eructations acides. Langue saburrale. Ballonnement du ventre. Clapotement dans la fosse iliaque droite. Palpation de l'abdomen douloureuse.

Appareil génito-urinaire. — Hernie inguinale droite depuis dix-sept ans. Pas de maladies vénériennes. Ni sucre, ni albumine. Séro-diagnostic positif à un dixième..

OBSERVATION VII

V... Marcel, soldat au 52ᵉ d'infanterie. Né le 3 novembre 1886, à Valence (Drôme). Entre à l'hôpital le 28 juillet pour palpitations. Le malade a un an de service. Taille, 1ᵐ64. Poids, 58 kilogrammes à l'entrée.

Antécédents héréditaires. — Père et mère vivants et bien portants. Frères et sœurs en bonne santé.

Antécédents personnels. — Pas de maladies antérieures. Il y a environ un an, le malade a commencé à avoir une bronchite, puis des palpitations. En même temps il maigrissait de 4 kilogrammes et avait de fréquentes sueurs nocturnes.

Appareil circulatoire. — Pouls petit, régulier à 72. Tension, 19. Après quelques mouvements, le pouls demeure sensiblement le même, mais la tension a plutôt des tendances à monter (20-21).

La pointe du cœur est dans le Vᵉ espace gauche, à 1 centimètre en dedans de la ligne mamelonnaire.

Rien à la palpation, sauf un choc précordial un peu fort. Premier bruit sourd. Redoublement du deuxième bruit à la base. Pas de souffles organiques, ni inorganiques.

Appareil pulmonaire. — Ni toux, ni expectoration. Respiration normale dans tout le côté droit. Du côté gauche, au sommet, submatité. Diminution des vibrations. Frottements pleuraux.

Appareil digestif. — Le malade se plaint de mal digérer. Constipation assez marquée. Le foie un peu gros déborde les fausses côtes d'un travers de doigt.

Appareil génito-urinaire. — Ni sucre, ni albumine. Gros noyau douloureux à l'épididyme gauche. Ni pollakiurie, ni polyurie. Séro-diagnostic positif à un vingtième.

Observation VIII

C... Charles, caporal 98e d'infanterie. Né le 7 janvier 1888 à Lyon. Entre le 28 mai pour faiblesse générale, anémie et palpitations.

Antécédents héréditaires. — Père et mère bien portants.

Antécédents personnels. — Rougeole à quatre ans. Depuis l'âge de seize ans souffre de maux d'estomac qui surviennent une heure environ après les repas et qui sont parfois suivis de vomissements.

A la suite d'un séjour à la campagne de deux mois il a repris ses forces et a vu ses douleurs disparaître. S'enrhume facilement tous les hivers. Depuis son entrée au régiment le malade s'est bien porté jusqu'au mois de janvier où il commence à se sentir fatigué. Au début de ce mois étant à la théorie il se sentit pris brusquement d'une sensation d'étouffement et de constriction thoracique au niveau de la partie supérieure de la poitrine, il perdit connaissance.

Il se remit au bout de quelques jours et continua son service. Mais il se sentait fatigué et à la suite d'une nouvelle perte de connaissance il entra à l'hôpital.

Etat actuel. — Le malade a le teint pâle, un peu terreux, de constitution médiocre. Les conjonctives et la muqueuse des lèvres sont décolorées. Pas de fièvre, mais un sentiment de lassitude générale. Il a perdu 4 kilogrammes en une quinzaine de jours.

Appareil circulatoire. — Depuis plusieurs mois, le malade s'est aperçu que son cœur battait fort, surtout quand il faisait des efforts.

Ces palpitations se produisent même au repos et il ressent un point douloureux un peu au-dessus et en dedans du mamelon.

On sent la pointe dans le IVe espace au-dessous et un peu en dedans du mamelon.

Le premier bruit est prolongé, sourd, sans que l'on puisse affirmer un frémissement ou un souffle.

Le deuxième bruit est dédoublé à l'orifice pulmonaire.

Le pouls est fort, régulier à 72. Tension : 16. Il passe à 96 après un effort en même temps que la tension baisse à 14.

Appareil digestif. — Le malade se plaint beaucoup de digestions très pénibles.

Les douleurs surviennnent environ une heure après le repas, il a à ce moment une sensation de pesanteur au niveau de l'estomac.

Il a des renvois acides, il vomit parfois mais assez rarement.

Pas de signes de dilatatation stomacale.

Appareil pulmonaire. — En avant : les vibrations sont exagérées à droite, le murmure vésiculaire est rude, l'expiration soufflante.

Au sommet gauche : obscurité respiratoire.

En arrière, on note seulement quelques sibilances au niveau de la partie moyenne du poumon droit. Le malade tousse, il a une expectoration muco-purulente.

Appareil génito-urinaire. — Blennorragie il y a deux ans. Les urines sont encore un peu troubles, mais ne contiennent ni sucre ni albumine.

Système nerveux. — Le malade est très nerveux. Il n'a jamais eu de crises.

La sensibilité au tact et à la piqûre est normale.

Réflexe rotulien exagéré des deux côtés.

Séro-diagnostic positif à 1 / 10.

OBSERVATION IX

C... Marius, 52ᵉ d'infanterie. Entre à l'hôpital le 6 octobre pour point de côté et palpitations.

Antécédents héréditaires. — Père et mère vivants, en bonne santé. Une sœur de vingt-cinq ans ayant eu une pleurésie. Une autre sœur morte de tuberculose à vingt-deux ans.

Antécédents personnels. — Ajourné un an pour faiblesse générale. Cicatrices d'adénites bacillaires suppurées. Rougeole dans l'enfance. Scarlatine à huit ans, guérie sans laisser de traces. Marié et père de famille. Sa femme est soignée au dispensaire pour tuberculose. Enfant bien portant. Bronchite il y a quatre ans, ayant duré quatre mois et s'étant accompagné d'un amaigrissement notable. Il y a cinq mois, le malade a eu des points de côté, en même temps qu'il avait de la dyspnée d'effort et des palpitations.

Etat actuel. — Malade très amaigri, de constitution faible.

Appareil respiratoire. — Tousse surtout le matin. Expectoration muqueuse peu abondante.

A droite, au sommet, on note de la submatité, forte exagération des vibrations, silence respiratoire bronchophonie.

A gauche, au sommet, inspiration très rude. Expiration soufflante. Pas de bruits surajoutés.

A la base, submatité, frottements légers.

Appareil circulatoire. — Pouls régulier à 84, bondissant, tension 17.

Palpitations après un effort ou une marche. Le pouls s'accélère très peu, la tension demeure la même. Bruits du cœur normaux.

Appareil digestif. — Appétit diminué. Digestion difficile. Après le repas, sensation d'étouffement, de barre au creux épigastrique, s'accompagnant souvent de palpitations. Ni diarrhée, ni constipation.

Appareil nerveux et génito-urinaire. — Rien à signaler.

Radiographie. — Rien de net.

Séro-diagnostic positif à 1/5.

Observation X

C..., 158ᵉ d'infanterie, vingt-deux ans, ardoisier. Entre à l'hôpital le 4 novembre pour bronchite et palpitations.

Antécédents héréditaires. — Parents morts sans avoir été connus du malade. Un frère ayant une bronchite chronique et ayant eu plusieurs hémoptysies. Une sœur bien portante.

Antécédents personnels. — Pas de maladies dans l'enfance. Pas d'alcoolisme. Nie toute maladie vénérienne.

En 1905, a eu une pleurésie gauche non ponctionnée qui l'a forcé à garder le lit pendant un mois.

Depuis, il tousse tous les hivers. Sueurs nocturnes. Amaigrissement visible. Pas d'hémoptysies.

Battements de cœur après une marche, un effort.

Le malade a déjà été hospitalisé pendant un mois pour bronchite suspecte.

Revient à l'hôpital au mois d'août pour congestion pulmonaire et bronchite. Sort avec trente jours de permission.

4 novembre. — Il revient à nouveau à l'hôpital parce qu'il tousse et a des palpitations.

Appareil circulatoire. — Palpitations après un effort. Dyspnée facile.

Pouls lent à 60, de tension 17, régulier.

Pointe dans le VIᵉ espace.

Ni dédoublements, ni souffle.

Après un effort, une course, le pouls monte à 80 et la tension reste sensiblement constante.

Appareil pulmonaire. — Toux rare. Pas d'expectoration.

En avant et à droite, matité sous la clavicule droite.

Inspiration rude et saccadée. Expiration soufflante. Bronchophonie.

En arrière et à gauche, obscurité respiratoire surtout à

la base, submatité, abolition des vibrations. Frottements légers vers l'épine de l'omoplate.

Râles humides dans la fosse sus-épineuse droite.

Appareil digestif. — Rien à signaler, sauf une diminution de l'appétit. Séro-diagnostic positif.

Observation XI

V... Albert, 99e d'infanterie. Profession, voyageur de commerce. Entre à l'hôpital pour bronchite et palpitations.

Antécédents héréditaires. — Père mort d'une pneumonie. Mère morte à trente ans poitrinaire. Un frère mort de bacillose. Deux sœurs bien portantes.

Antécédents personnels. — Rougeole dans l'enfance. Douleurs rhumatoïdes dans les épaules et les genoux. Pleurésie à seize ans. Depuis, tousse souvent, s'enrhume facilement. Palpitations surtout violentes depuis sa pleurésie.

Appareil circulatoire. — Pouls régulier à 76, tension 15 très instable. Bruits du cœur normaux. Ni souffles, ni dédoublement.

Appareil pulmonaire. — Sommet droit : Expiration soufflante.

Base droite : Symphyse pleurale.

Base gauche : Légers frottements.

Appareil digestif. — Mauvaises digestions presque toujours accompagnées de palpitations. Constipation. Langue blanche, clapotage stomacal. Foie débordant de 2 centimètres le rebord des fausses côtes. Rate normale.

Léger disque d'albumine.

Séro-diagnostic positif à 1/5.

Observation XII

Tr..., 98e d'infanterie. Un an et trois mois de service, Plâtrier, né à Cubises (Rhône).

Antécédents héréditaires. — Père, quarante-huit ans, ayant des crises d'asthme. Mère, cinquante-trois ans, sujette aux bronchites. Deux frères et une sœur morts dans l'enfance d'affection inconnue.

Antécédents personnels. — A dix ans, rhumatisme articulaire non fébrile, ayant duré six mois. Fièvre typhoïde dans l'enfance. Bronchite tous les hivers. Adénites cervicales multiples. Sueurs nocturnes. Tousse et crache beaucoup, expectoration muco-purulente, quelquefois striée de sang rouge vif.

Il y a trois mois est arrivé à l'hôpital pour anémie et bronchite. Est resté vingt jours puis est parti en convalescence pour deux mois.

Se plaint d'avoir un point à la région précordiale, de ne pouvoir faire des efforts ou une marche à cause de palpitations.

Le malade rentre à l'hôpital le 17 novembre pour bronchite et amaigrissement de 3 kilogrammes.

Appareil circulatoire. — Pouls régulier à 68, de tension 18. Après une course, un effort le pouls s'accélère jusqu'à 90 et la tension baisse à 15. Le pouls demeure à ce chiffre plusieurs minutes après que l'effort a été produit. Après les repas, on constate souvent des palpitations avec accélération du pouls. Choc précordial intense. Bruits du cœur normaux.

Affection pulmonaire. — Au sommet droit submatité, obscurité respiratoire. Au sommet gauche, expiration prolongé, le murmure vésiculaire est rude, granuleux. Rien autre à noter.

Appareil digestif. — Perte d'appétit. Mauvaises digestions s'accompagnant de palpitations. Souvent alternatives de diarrhée et de constipation. Clapotage stomacal.

Ni sucre, ni albumine.

Séro-diagnostic positif à 1/10.

Observation XII

E... François, 14e section de commis et ouvriers militaires d'administration, né le 18 août 1884 à Velino (Italie). Profession : tailleur d'habits. Entre le 5 octobre pour palpitations et dyspnée.

Antécédents héréditaires. — Père et mère morts d'affection inconnue. Frères et sœurs bien portants.

Antécédents personnels. — A l'âge de neuf ans a eu une typhoïde bénigne. A eu les fièvres à douze ans. Blennorragie guérie il y a deux ans. A été ajourné en 1905 pour maux d'estomac et une myopie qu'il croit avoir de naissance.

Le 22 octobre étant à l'exercice du matin, il prit froid et ressentit une violente colique. Il se coucha l'après-midi et au moment de se lever il perdit connaissance. Il eut des vertiges, des maux d'estomacs et des palpitations.

A l'hôpital le malade se sent mieux, il est légèrement amaigri.

Appareil circulatoire. — Pouls régulier à 64, de tension 14. La pointe du cœur semble un peu abaissée. Bruits normaux. Pas de souffles.

Appareil respiratoire. — Ni toux, ni expectoration. Au sommet droit, lésions fibreuses d'une bacillose cicatrisée. A la base droite frottements à partir de l'épine de l'omoplate.

Appareil digestif. — Mauvaises digestions. Quelques temps après le repas le malade a la sensation d'une constriction. Regurgitations acides. Palpitations fréquentes après les repas. Clapotage stomacal. Pas d'albumine.

Réflexes normaux. Pas d'hyperesthésie, ni d'anesthésie.

Séro-diagnostic positif.

Observation XII

C... André, étudiant en médecine, âgé de vingt ans.

Antécédents héréditaires. — Rien à signaler.

Antécédents personnels. — Rougeole à neuf ans. Scarla-tine à quinze ans. A eu en 1906 une pleurésie droite non ponctionnée. Quelques mois avant sa pleurésie il a maigri et a commencé à présenter à la fois dés palpitations et des troubles digestifs.

Ces phénomènes ont persisté après sa pleurésie mais avaient disparu après quelques mois de vie à la campagne.

Actuellement, septembre 1908, il se plaint de nouveau d'oppression, de palpitations.

Appareil circulatoire. — Le pouls est régulier à 80, de tension 18.

La tension s'élève à 19 après une course et le pouls s'ac-célère à 100 sans devenir moins ample, sans présenter d'intermittences.

Le choc précordial est violent, la pointe est dans le VI° espace intercostal gauche à 1 centimètre en dehors de la ligne mamelonnaire.

Le premier bruit est normal.

Le deuxième bruit est dédoublé, mais d'une façon incon-stante. On note des battements épigastriques. On sent les battements de l'aorte abdominale qui sont perçus également par le malade.

Le malade a noté après sa pleurésie que son cou devenait plus gros, il se sentait gêné par ses cols qu'il tolérait très mal. On constate en effet une légère hypertrophie du corps thyroïde.

Appareil respiratoire. — Dyspnée assez forte au moment d'un effort; toux rare, expectoration nulle. Le malade éprouve souvent une constriction thoracique et il ressent alors comme un besoin de faire de longues et profondes inspirations. Vibrations exagérées aux deux sommets. Inspi-ration rude, et expiration soufflante au sommet gauche. Submatité avec obscurité respiratoire au sommet droit. Frottements légers.

Appareil digestif. — L'appétit un moment perdu est

complètement revenu. Mais le malade ressent après le repas une sensation de pesanteur à l'épigastre s'accompagnant non pas d'une dyspnée nette, mais plutôt de gêne de la respiration.

Régurgitations acides. Baillements fréquents après les repas, mais sans tendance au sommeil. Ni diarrhée, ni constipation.

Appareil urinaire. — Quelque temps après sa pleurésie, le malade avait présenté une albuminurie légère qui a complètement disparu depuis.

Séro-diagnostic positif à 1/15

OBSERVATION XIV

Marie D..., jeune fille vingt et un ans. Pas d'antécédents héréditaires tuberculeux.

La maladie a débuté il y a un an. Surmenage au début de la maladie. Bronchite légère à la suite de laquelle la malade a continué à tousser.

Actuellement, faciès pâle, avec pommettes rouges.

Appareil circulatoire. — Palpitations survenant pendant la marche et forçant la malade à s'arrêter. Les palpitations se renouvellent après les repas et peuvent survenir au milieu de la nuit sans cause apparente.

Pouls normal à 80, mais après un effort, légère accélération 120. Tension 15.

Diminution de la pression après quelques mouvements.

Appareil pulmonaire. — Au sommet droit, obscurité respiratoire.

Appareil digestif. — Dyspepsie. Digestions lentes et pénibles.

Légère température variant entre 38 et 37°,5.

Appareil génito-urinaire. — Règles normales, non douloureuses.

Ni sucre, ni albumine. Séro-diagnostic positif.

Radiographie, deux sommets obscurs.

Observation XV

C... Marie, âgée de vingt et un ans. Tisseuse. Entre le 2 février 1907 pour chloro-anémie à l'hôpital.

Antécédents héréditaires. — Mère morte à quarante-cinq ans d'un néoplasme de l'estomac.

Père vivant et bien portant. Trois frères ou sœurs morts avant trois mois. Cinq frères ou sœurs en bonne santé.

Antécédents personnels. — Nombreuses maladies dans l'enfance : coqueluche, rougeole. A dix ans, érysipèle de la face et du cou. A douze ans, fièvre typhoïde traitée par les bains à la Charité. Pendant les mois qui survirent sa guérison elle eut souvent des tremblements dans les mains. Adénites cervicales non suppurées. Réglée à treize ans et demi, régulièrement.

Il y a un an, elle se fatigue beaucoup pendant la maladie de sa mère et depuis, a continué à être surmenée pour suppléer cette dernière.

Elle a, depuis cette époque, un point de côté à gauche plus douloureux quand elle marche vite ou monte un escalier.

Elle se sentait souvent lasse, sans forces.

Cet état de faiblesse alla en s'accentuant, elle sentit survenir des palpitations avec une douleur à la région précordiale.

Il y a deux mois, elle eut une bronchite et garda le lit huit jours. Elle continua à tousser et à cracher. Elle perdit ses couleurs, l'appétit diminua et elle s'amaigrit un peu. Céphalées assez fréquentes.

Actuellement, jeune fille au facies pâle, mais non verdâtre. Pommettes un peu rosées. Lèvres et gencives un peu décolorées. Elle se plaint d'être sans forces ; elle a assez souvent des sueurs nocturnes.

Appareil circulatoire. — Palpitations fréquentes. La pointe est dans le Ve espace au-dessous et en dedans du mamelon. Les bruits sont réguliers. Pas de souffle à la pointe ni à la base. Dédoublement physiologique du deuxième bruit.

Pouls à 108, sans caractères particuliers.

Appareil digestif. — Mauvaises digestions. Douleur épigastrique. Ni diarrhée, ni constipation.

Appareil pulmonaire. — Sommet droit suspect.

Appareil urinaire. — Ni sucre, ni albumine.

Observation XVI

J... Antoinette, âgée de dix-sept ans, sans profession. Entre le 5 novembre 1900 pour anémie, palpitations et dyspepsie. Père et mère vivants et bien portants. Deux frères morts respectivement à un mois et à trois mois d'affection inconnue. Un autre mort à cinq ans de méningite.

Antécédents personnels. — Rougeole à deux ans. Fièvre typhoïde à huit ans durant trois mois sans complications appréciables. Réglée à quatorze ans régulièrement. Se plaint de manque de forces, de céphalalgie. Tendances aux syncopes. Le moindre effort, comme l'ascension d'un escalier, provoque de la dyspnée et des palpitations.

On n'a jamais constaté d'œdème des jambes. Inappétence, souffre de l'estomac aussitôt après les repas avec sensation de constriction et de pesanteur. Dit avoir maigri de 5 kilogrammes depuis trois mois.

Téguments un peu pâles. Lèvres et gencives à peine décolorées.

Appareil circulatoire. — Pointe dans le V⁰ espace, un peu en dedans de la ligne mamelonnaire. Le premier bruit est sourd et traînant. Le deuxième bruit normal. Pas de bruits anormaux.

Pouls régulier à 84, de tension 16.

Pas de souffle jugulaire.

Appareil pulmonaire. — Sommet droit : En avant et en

arrière, submatité, exagération des vibrations. Respiration soufflante. Frottements pleurétiques à la base droite.

Appareil digestif. — Clapotage stomacal deux heures après le repas. Constipation assez marquée.

Radioscopie. — Sommet droit obscur.

Séro-diagnostic positif à 1/10.

OBSERVATION XVII

R... Catherine, vingt ans, lingère. Entre à l'hôpital pour anémie, palpitations.

Antécédents héréditaires. — Père et mère bien portants. Deux sœurs qui ont des bronchites chroniques sans hémoptysies.

Antécédents personnels. — Rougeole dans l'enfance. Pas d'autres maladies.

Réglée à dix-huit ans régulièrement, mais depuis deux mois elle a des métrorragies abondantes au moment de ses règles.

A quinze ans, elle a été soignée à la Charité pour anémie. Tousse fréquemment, mais pas de signes de pleurésie. Jamais d'hémoptysies.

Douleurs d'estomac, surtout après les repas.

Amaigrissement de 4 kilogrammes. Essoufflement, palpitations. Céphalée.

Appareil circulatoire. — Pouls régulier à 110. Tension 14.

Après un effort, la tension baisse légèrement et le pouls s'accélère jusqu'à 128.

Cœur normal. Pointe dans le Ve espace.

Bruits normaux. Pas de souffle dans les jugulaires.

Appareil pulmonaire. — Légère diminution de la respiration au sommet droit qui est obscur à la radioscopie. Toux sans expectoration. Pas d'autres signes.

Appareil digestif. — Perte d'appétit. Douleurs dyspeptiques après les repas s'accompagnant fréquemment de palpitations.

Assez souvent, vomissements alimentaires peu abondants et très acides.

Revient dans le service (salle B. Teissier) deux mois après.

La malade tousse beaucoup et a notablement maigri. Expectoration rare.

Sommet droit : Expiration prolongé, presque soufflante. Craquements secs après une secousse de toux.

Sommet gauche : Osbcurité respiratoire manifeste.

Séro-diagnostic positif à 1/15.

CONCLUSIONS

I. — Les troubles fonctionnels du cœur existent le plus souvent sans lésion anatomique cliniquement décelable. Toutefois ils peuvent précéder et accompagner les lésions organiques.

II. — Dans bien des cas, il est encore très difficile de différencier les troubles fonctionnels du cœur normal de ceux du cœur insuffisant.

III. — Les nombreuses méthodes proposées par les différents auteurs pour établir le diagnostic différentiel prouvent combien il est important. Malheureusement la plupart des procédés indiqués sont encore très discutés et souvent trop compliqués pour pouvoir être pratiqués d'une façon courante.

IV. — Dans l'étiologie des troubles fonctionnels du cœur, on relève très souvent les maladies infectieuses et particulièrement la tuberculose.

V. — Les palpitations, la tachycardie d'une part, l'hyper- et l'hypotension de l'autre, sont les principaux troubles fonctionnels relevés dans cette infection. On peut y ajouter, quoiqu'un peu plus éloignés, les troubles digestifs.

VI. — Il sera souvent utile de se rappeler que le diagnostic des troubles fonctionnels du cœur chez les jeunes gens se trouve au poumon où l'on décèlera fréquemment les signes d'une tuberculose au début.

Le pronostic de la maladie peut dans une certaine mesure être influencé par la variété des troubles fonctionnels constatés.

VII. — Il ne serait peut-être pas irrationnel de rechercher la pathogénie de certains troubles fonctionnels du cœur dans des réactions de défense de l'organisme, particulièrement au niveau des organes à sécrétion interne dont l'action sur l'appareil cardio-vasculaire est incontestable.

BIBLIOGRAPHIE

ALBU, Die Wirkungen Körperlichen Uberaustrengungen bei
Radfahren (Référ. in *Semaine médicale*, 1897, p. 31
et 70).

AMBARD et BEAUJARD, *Archives générales de médecine*, 1904,
p. 520.

ARCELIN, *les Formes de l'aire de projection du cœur pathologique* (thèse de Lyon, 1906).

ARLOING, Congrès de la tuberculose, 1898.

ARTHAUD, *Diagnostic précoce de la tuberculose dans ses formes cliniques* (Congrès de la tuberculose, 1898).

ANTONY et LOISON, Examen du cœur à la radioscopie au point
de vue de l'aptitude au service militaire (*Archives de
médecine et de pharmacie militaires*, 1903, p. 42).

BAILLEAU, *des Tachycardies de la ménopause* (thèse de Paris,
1901).

BARIÉ, *Traité des maladies du cœur et de l'aorte.*
— Cœur mobile et cardioptose (*Journal de médecine int.*,
1904, p. 15).
— Les faux cardiaques (*Semaine médicale*, 1903, p. 45).
— *Revue internationale de médecine et de chirurgie*, 1903,
p. 220.

BASCH, *Zeitschr. f. klin. Med.*, 1880, Bd. II, p. 79-96.
— *Wiener klin. Rundschau*, 1900, nos 28, 29, p. 549.

BAUER, *Ueber idiopatischer Herzergrosserungen*, 1893.

BAUER et BOLLINGER, *Ueber idiopatischer Herzergrosserungen*,
1893.

BECK (Rudolf) und EPSTEIN IE.J, Einfluz sportlicher Extrem-
lastungen auf Herz Niere Blutdruck und Korpertem-
peratur (*Viener klin. Wochenschr.*).

BELSKI, *Zeitschr. f. klin. Med.*, 1905, Bd. XLIV, p. 179.
— *Zeitschr. f. klin. Med.*, 1905, Bd. LVII, p. 529.

BERNARD, *de l'Embryocardie tachycardique et de l'embryocardie dissociée* (thèse de Paris, 1898).

BERTIER, Tachycardie paroxystique au cours de la tuberculose pulmonaire *(Lyon médical*, 1905, p. 653).

BIOUSSE, *les Palpitations chez le jeune soldat* (thèse de Paris, 1898).

BIER, *Virch. Arch.*, Bd. CXLVII, p. 251, et Bd. CLIII.

BING, *Berl. klin. Woch.*, 1906, n. 26.
— *Berl. klin. Woch.*, 1907, n° 22, p. 690.

BINGEL, *München med. Woch.*, 1906, n° 26.

BITTORF, *Münch. med. Woch.*, 1907, n.° 18.

BLANCHON, *du Syndrome cardio-vasculaire tuberculeux* (thèse de Montpellier, 1902).

BLOCH, *Compte rendu de la Société de biologie*, 1888, p. 88.

BOARDMAN (Reud), *The Boston med. and Surgical*, 31 mai 1900.

BOIX, Tachycardie par compression des pneumogastriques *(Archives générales de médecine*, 1893).

BOLLINGE,, Ueber die Haüfigkeit und Ursachen das Idiopatischen Herzhypertrophien *(Deutsch. med. Woch.*, n° 12, 1884).

BONNENFANT, *Rôle étiologique de la tuberculose dans l'asphyxie locale et la gangrène des extrémités* (thèse de Paris, 1904).

BOUCHARD (Balthasard), *le Cœur dans la tuberculose (Compte rendu de l'Académie des sciences*, 23 juin 1902).

BOULOUMIÉ, *Gazette des hôpitaux*, 1902, n° 65.

BOUVERET, de la Tachycardie essentielle paroxystique *(Revue de médecine*, 1889).

BOZOWSKY, *Observations cliniques sur la pression artérielle dans l'hyperémie active et passive* (Dissert. Petersb., 1905).

BRAILLON, *de l'Endocardite tuberculeuse simple* (thèse de Paris, 1904).

BRETON, la Tachycardie chez les tuberculeux *(Journal des praticiens*, 1899).

BURCKHARDT, Recherches sur la pression, le pouls dans la tuberculose *(Deutsch. Arch. f. klin. Med.*, 1901, I, 70).

BRÖKING, *Zeitschr. f. exper. Path. und Therap.*, 1907, Bd. IV, H. 1.

BROUARDEL et VILLAVET, Etude du pouls lent permanent *(Archives de médecine expérimentale et anatomie pathologique*, 1900, p. 221).

Buttermann, *Deutsch. Archiv f. klin. Med.*, 1902, Bd. LXXIV, p. 1-10.

Butza, Sur la valeur du coefficient de robusticité Pignet (Référ. in *Caducée*, 6 mai 1905).

Carnot, Forme de dyspepsie nerveuse au début de la tuberculose (*The Lancet*, 18 mai 1895).

De la Camp, Experimentelle studien über die acute Herzdilatation (*Zeitschr. f. klin. Med.*, 1903, t. XLI. — Référ. in *Semaine médicale*, 1904, p. 163).

Castellini, Congrès de Madrid, 1903.

Chapes, *Die nervöse störungen der Herztätigkeit* (Inaug. Dissert., Freiburg, 1903).

Champeau, l'Indice respiratoire (*le Caducée*, 2 décembre 1905).

Charrin et Gley, Mode d'action des toxines sur les appareils nerveux vaso-moteurs (*Compte rendu de l'Académie des sciences*, 1890, p. 241).

Chartier, Lésions d'origine tuberculeuse de l'appareil cardiovasculaire (*Revue tuberculose*, 1904).

Chavigny, Palpitations cardiaques. Leur diagnostic dans l'armée (*Archives de médecine et de pharmacie militaires* 1903, p. 210).

Cheinisse, Existe-t-il une dilatation aiguë du cœur ? (*Semaine médicale*, 27 février 1907).

Cherchewsky, la Motilité du cœur. Sa valeur diagnostique (*Gazette médicale de Paris*, 1887).

Chevillot, *les Précordialgies* (thèse de Paris, 1893).

Corcelle, *De la valeur du coefficient de robusticité Piguet* (thèse de Bordeaux, 1904).

Coustan, des Troubles fonctionnels et des affections organiques du cœur chez le soldat (*Archives de médecine et de pharmacie militaires*, 1887, t. IX, p. 264).

De Cyon, *les Nerfs du cœur*, 1905.

— La Fin de la théorie myogène (*Presse médicale*, 15 mai 1907).

Daga, *Archives de médecine et de pharmacie militaires*, 1885.

Dantwitz, Die Frühdiagnose der Lungentuberkulose in der Armée (*Deutsch. militärarzt Zeitschr.*, 1906, H. 9 et 10).

Dehio, *Petersb. med. Woch.*, 1901, n. 1.

Detewmann, Ueber Herz und Gefassneurosen (*Samm-Klinik. Vortv.*, 96-97).

— Ueber die Beweglickeit des Herzens bei Lagersanderung des Korpers (*Zeitschr. f. klinik Med.*, 1900, Bd. XXXIX).

DIETLEN, Orthodiagraphische Untersuchungen ueber pathologische Herzformen (*Münch. med. Woch.*, 25 août 1898, n° 34).

— *Deutsch. Archiv. f. klin. Med.*, 1906, Bd. LXXXVIII, p. 55.

DUMAS, *Goitre exophtalmique d'origine tuberculeuse* (thèse de Lyon, 29 janvier 1907).

DUPONCHEL, Des troubles fonctionnels et des affections organiques du cœur chez le soldat (*Arch. méd. et pharm. milit.*, t. IX et X, p. 177-264).

EDHEM, la Praetuberculose (*Archives générales de médecine*, 1509, p. 897).

EHRET, Ueber die nervöse Herzklöpfen der Recrusten (*Strasburg. med. Zeitung*, 15 octobre 1905, H. 16).

ECKARD, Thèse inaugurale, Berlin, 1905.

ERLANGER, *John Hopk. Hosp. Rep.*, 1904, vol. XII, p. 53-110.

ERLANGER and HOOCKER, *John Hopk. Hosp. Rep.*, 1904, vol. XII, p. 145.

ETTINGER, *Wien. klin. Woch.*, 1907, n° 33.

EWART, *Heartstudies*, London, 1894, 480, I.

EWART, *The British med. Journ.*, 4 novembre 1899.

FAISANS, Sur la tachycardie prœtuberculeuse (*Semaine médicale*, 1898).

FELLNER, *Deutsch. Archiv. f. klin. Med.*, 1905, Bd. LXXXIV, p. 406-368.

— *Deutsch. Archiv. f. klin. Med.*, 1906, Bd. LXXXVIII, p. 1-35.

FELNER et RUDINGER, Beitrag zur Funstionsprüfing des Herzeus (*Berlin. klinik Woch.*, 1907. n° 15).

FENWICK, les Dyspepsies dans la phtisie (*The Lancet*, 1895, 18 mai).

FICHTNER, *Deutsch. militärarzt Zeitschr.*, février 1906, p. 87.

FIGNET, *le Rythme couplé du cœur* (thèse de Lyon, 1882).

FINKELBURG, *Deutsch. Archiv. f. klin. Med.*, Bd. LXXXVI, 1906.

FLEISCHER, *Berl. klin. Woch.*, 1907, n° 35, p. 1-108.

FOLLET, *l'Hypertrophie cardiaque de croissance* (thèse de Paris, 1898).

FRANZ, *Wiener med. Woch.*, 1908.

FRAENTZEL, *Vorlesung uber die Krankheiten des Herzens*, 1889.

Frédericq, *Archives de biologie*, 1882, p. 55.

Furst und Soetbeer, *Deutsch. Archiv. f. klin. Med.*, 1907, Bd. XC, p. 190-208.

Galecki, *Beitrag zud klin. der Tuber.*, Bd. IV, H. 3, p. 269.

Gaertner, *Münch. med. Woch.*, 1903, n° 47, p. 2938.

— *Wien. klin. Woch.*, n° 25, p. 698.

Gamier et Thaon. Action de l'hypothyse sur la pression artérielle et le rythme cardiaque (*Journal Phys. et path. génér.*, 1906, p. 252).

Geisböck, *Déutsch. f. Arch. Med.*, 1906, p. 299.

Gignier, *le Cœur à l'état normal* (thèse de Lyon, 1904).

Goldsheider, Percussion des Herzens (*Deutsch. med. Woch.*, 1905, n°⁹ 9-10).

Gottlieb und Magnus, *Arch. f. ext. Path. und Pharm.*, 1902, Bd. XLVII, p. 135.

Graupner, *Deutsch. med. Woch.*, 1906, n° 26.

Grognard, *le Cœur à l'état normal* (thèse de Lyon, 1906).

Grosset, *de l'Arthritisme cardiaque au cours de la tuberculose chronique* (thèse de Paris, 1904).

Haale, Thèse de Zurich, 1903.

Hallion, Physiologie générale et pathologique du corps thyroïde (*Archives générales de médecine*, 1899, p. 488).

Hering, Congrès de médecine internationale, Munich, 1906.

— L'Irrégularité des mouvements du cœur (*Wien. med. Presse*, 1906, n° 20).

Hensen, *Deutsch. Archiv. f. Med.*, Bd LXVII, p. 436.

Hering, *Prag. med. Woch.*, avril 1902.

— *Verh. d. Kongr. f. inn. Med.*, Bd. XXIV, p. 609, 1907.

Herz, *Wien. med. Woch.*, 1893, p. 762.

Herz (Max), Un procédé d'examen fonctionnel du cœur malade (*Deutsch. med. Woch.*, 9 février 1905).

Hirsch, Ueber die Beziehungen zwischen dem Herzmuskel und der Korpermusculation (*Deutsch. Archiv. f. klin. Med.*, Bd. LXIV et LXVIII).

Hirtz, Pésée systématique des soldats avec fiches individuelles (*Arch. de méd. et de pharm. milit.*, janvier 1905).

Hochhaus et Quincke, Ueber Frustanc Herzcontractionen (*Deutsch. Archiv. f. klin. Med.*, 1894, Bd. LIII).

Hochhaus, Beitrage zur Patholog. des Herzens (*Deutsch. Archiv. f. klin. Med.*, 1892, LI, I).

— Ueber Fonctionnelle Herzkrankheiten (*Deutsch. med. Woch.*, 1ᵉʳ novembre 1900).

HOFFMANN, *Pathologie et Therapie des Herzneurose*, Wiesbaden, 1901.

— Ueber Functionnelle Herzkrankheiten (*Wien. med. Woch.*, 1899, n° 12, 213).

— Acute Herzdilatation und cor mobile (*Deutsch. med. Woch.*, 10 mai 1901 ; *Semaine médicale*, 1900, p. 412).

—. Gibt es eine acute, schnell worübergehende dilatation des Herzens (Réf. in *Semaine médicale*, 1902, p. 149).

— *Die paroxymale Tachycardie*, Wiesbaden, 1900.

— Signification clinique des arythmies cardiaques (*Congrès de méd. et nat.*, Stuttgart, 1906).

— Neuere Fortschritte in der Diagnostik der Herzkrankheiten (*Deutsch. med. Woch.*, 2 janvier 1908, n° 1).

HOCKE, *Berlin. klin. Woch.*, 1907, n° 11.

HERNING, Zur Frage des « Pouls alternant » (*Münch. med. Woch.*, 1906, p. 1955).

HOWEL, *The Journal of exp. med.*, 1898, t. III.

HUCHARD, *les Maladies du cœur et de l'aorte*, t. III, 1899.

— *Les pseudo-hypertrophies de croissance* (Congrès de Lyon, 1894).

— Traitement des palpitations (*Revue générale de clinique et de thérapeutique*, 1897, p. 276).

HUCHON, *Ulcère de l'estomac par néosité du pneumogastrique* (thèse de Lyon, 1907).

HURTHLE, *Deutsch. med. Woch.*, 1896, n° 32.

— *Pflüg. Archiv.*, 1903, Bd. XCVII, p. 163.

— *Deutsch. med. Woch.*, 1904, n° 39, p. 1409.

HUSLER, *Deutsch. Archiv. f. klin. Med.*, 1895, Bd. LIV, p. 229.

IGERSHEIMER, *Blutdruck bei Tuberkulosen* (thèse de Tubingen, 1901).

JACKSON, *Boston med. and. Surg.*, 26 octobre 1899.

JANOWSKI, Diagnostic fonctionnel du cœur (*Monographies cliniques*, n° 50), collection Critzmann.

— *Wien klin. Woch.*, 1907.

JASINSKI, *Ssasop. L.* (polonais), 1907, p. 190.

JOACHIM, *Deutsch. Archiv. klin. Med.*, 1907, Bd. LXXXVIII, p. 574.

JOB, *les Arythmies cardiaques* (*Revue de médecine*, 1906, n° 10).

KATZENSTEIN, *Deutsch. med. Woch.*, 1904, n° 29, p. 807.

KERN, *Deutsch. militärarzt Zeit.*, 1905, p. 613.

KIRCH, Ueber eine beioffizieren beobachtete Form neuröser Herzkrankheiten (*Berlin. klin. Woch.*, 1897, n° 5).

KIRCH, Valeur pronostique des arythmies cardiaques (Wien. med. Presse, 1906, n° 20).

KLEBS, Diagnostic précoce de la tuberculose (Boston med. Jorn., 1905, p. 632).

KLEMPERER, Deutsch. med. Woch., 1907, n° 23, p. 919.

KREHL, Erkranküngen des Herzmuskels und die nervöse Herkrankheit (Nothnägel sper. path. und Therapt., t. XV).

— Nervöse Herzkrank und den Begriffäder Herzschwäche (Muen med. Woch., 1906, n° 48).

KULBS, Experimentelle ueber Herzmuskel und Arbeit (Archiv. f. exp. Path., 1906. — Référ. in Semaine médicale, 1906, p. 572).

LAACHE, Congrès international, Rome, 1894.

LABOUGLE, le Souffle présystolique parexphoïdien, indice de fatigue du cœur (Archives de médecine et de pharmacie militaires, 1905, t. XLV).

LANNOIS et PROVOT, Revue française de médecine et de chirurgie, 1903.

LARIENA, des Tachycardies (thèse de Paris, 1891).

LEDOUX, le Pouls dans la tuberculose pulmonaire (thèse de Paris, 1901).

LEHR, Die nervöse Herzschwäche, Wiesbaden, 1891.

LESTOFF et Lévy DORN, Untersuchung an Ringkampfern (Deutsch. med. Woch., 1er juin 1905).

LESBRE et MAIGNON, Propriétés physiologiques du pneumogastrique (Académie des Sciences, t. CXLIV, 1907).

LÉVY, Die Arbeit des gesunden und kranken Herzens (Zeitsch. f. klin. Med., LXXI, 1897, S. 321).

LÉWY, Sur le diagnostic fonctionnel du cœur (Société de médecine internationale de Berlin, 19 décembre 1904).

VON LEYDEN, Herzkrankheiten in folge von Ueberanstrengung (Zeitschr. f. klinik. Med., Bd. XI, 1886).

— Les Affections tuberculeuses du cœur (Semaine médicale, 1895, p. 518).

LILIENSTEIN, Ueber Herzneurosen (Wien. med. Woch., 1er octobre 1904).

LINDWAY, The Lancet, 1er octobre 1904.

LIVON, IVe Congrès de médecine, Montpellier, 1898.

LÖHE, Ueber den Einfluss Korperhiher Bewegungen auf Pulsusfrequenz und Blutdruck beim Soldaten (Deutsch. militärarzt Zeits., 1907, H. 4).

Lommel, Klinische Beobachtung über Herzarythmie *(Habitationschrift,* Iéna, 1902).

Lubenau, Maladies du cœur dans la population ouvrière dé Berlin *(Zeitschr. f. klinik. Med.,* 1906, Bd. LX, p. 134).

Mackenzie, *Die Lehre vom Artesienpuls,* Frankf.-a.-M.; 1904.

Marey, *Travaux de laboratoire,* 1907.

Marfan, De l'abaissement de la tension artérielle dans la phtisie pulmonaire *(Société de biologie,* 1891, p. 346).

Marmostern, *Wiener med. Woch.,* n°s 32-33, 1906.

Martius, *Ueber Tachycardie,* Stuttgart, 1895.

Masing, *Deutsch. Arch. f. klin. Med.,* 1902, Bd. LXXIV, p. 253, et 1903, Bd. LXXV.

Merklen, *Etiologie de la tachycardie paroxystique* (thèse de Paris, 1902).

— Les Troubles arythmiques du cœur *(Journal de médecine internationale,* 1902, n° 5).

— *Leçons sur les troubles fonctionnels du cœur,* publiées par J. Heitz, 1908.

Minkowski, *Deutsch. med. Woch.,* 1906, n° 31, p. 1246.

Montcorgé, Un cas de tachycardie paroxystique chez un tuberculeux *(Loire médicale,* 1895).

Moritz, Zur Frage der acuten Dilatation des Herzens durch Ueberaustrengung *(Münchener med. Woch.,* 23 juin 1908, n° 25).

— Ueber functionnelle Verkleinerung des Herzens *(Münch. med. Woch.,* 7 avril 1908, n° 14).

Mosbacher, Ueber Reizleitungsstörungen des Herzens *(Münch. med. Woch.,* 22 septembre 1908, n° 38).

Mosmy, Manifestations cardiovasculaires de l'hérédodystrophie paratuberculeuse *(Rev. méd.,* 1903, p. 269).

Muller, Ueber Fonctionnelle Herzkrankheiten *(Wiener med. Woch.,* 1899).

Muller (Friedrich), *Aertzlicher Verein in München,* séance du 4 juillet 1906.

Neu, *Experimentelle u. klinische Blutdruck untersuchungen mit Gärtner's Tonometer* (Dissert. Heidelberg, 1902).

Olivier et Schaeffer, *Journ. of Physiologie,* t. XVIII, 1895.

Papillon, Sirot, Durand, Mongour, *Congrès de la tuberculose,* 1898.

Parisot, *des Rapports de la tension artérielle et des organes à sécrétion interne* (thèse de Nancy, 1907).

Pelizans, *Ueber Vaguslähmung beim Menschen* (Dissert., Würzburg, 1880).

Pick, Ueber das bewegliche Herz, *(Wien. klinik. Woch.*, 1889, S. 797).

Piguet, Valeur numérique de l'homme *(Archives méd. d'Angers*, 1900, n°s 8, 9, 10).

— *Bulletin médical*, 27 avril 1898.

Poczobutt, *Gaz. Lek.*, 1905, n°s 45-48 (polonais).

— *Lwow Tyg.*, 1907, n°s 9, 10 ,11 (polonais).

Potain, les Angines de poitrine *(Union médicale*, 1899, n° 16).

Potain et Vaquez, Du cœur chez les jeunes sujets et de la prétendue hypertrophie de croissance *(Semaine médicale* 1895, p. 413).

Potain, des Palpitations *(Semaine médicale*, 1884, p. 505).

— *Revue internationale de médecine et de chirurgie*, 10 novembre 1900.

— *La Pression artérielle et l'état normal et pathologique*, 1902.

— *Le Cœur des tuberculeux (Cliniques médicales de la Charité*, p. 187).

Praebsting, Ueber Tachycardie *(Deutsch. Archiv. f. klinik. Med.*, 1882).

Quincke, *Congress f. Inneée Medicin.*, 1899.

Rautenberg, *Deutsch. med. Woch.*, 1907, n° 9, p. 394.

— *Deutsch. Arch. f. klin. Med.*, 1907, Bd. XCI, p. 25-.

Ravallec, *des Tachycardies essentielles* (thèse de Bordeaux, 1905).

Recklinghausen, *Archiv. f. exp. Path. u. Pharm.*, 1906, Bd. LV, (p. 375).

Rebfisch, *Société med. inter. de Berlin*, 19 décembre 1904.

Rendu, la Tachycardie essentielle *(Journal de médecine internationale*, 1901, p. 835).

Reusse, *Congrès de médecine*, 1900.

Reuter, *Ueber die prossenverhaltnisse des Herzens bei Lungentuberkulose* (Dissert. München, 1884).

Rieder, Zur Kentniss der Dilatation und Hypertrophie des Herzen in folge von Ueberaustrengung und der Idiopatischen Herzenkrank *(Deutsch. Arch. f. klink. Med.*, Bd. LV).

Riegel, Ueber Vaguslähmung *(Berlin. klinik. Woch.*, 1875).

— *Deutsch. Archiv. f. klin. Med.*, 1882, Bd. XXXI.

Riva Rocci, *Gaz. med. di Torino*, 1896, n°s 50-51.

Rosenthal, l'Insuffisance respiratoire *(Presse médicale*, 19 mars 1904).

Von Ruck, le Cœur dans la tuberculose pulmonaire (New-York med. Journ., 10 juin 1905).

Rummo, Sur la cardioptose (Deutsch. med. Woch., 1900).

Rumpf, Herz and Kreislaufstorungen, Iéna, 1904.
— Ueber eine Störungen der Herzfunction, welche nicht durch organic Krankhung, bedingt sind (Deutsch. med. Woch., 1901, n° 31, S. 517).
— Behandlung der Herzneurosen (Deutsch. med. Woch., 1905, n° 52).
— Wanderherz (IVe Congress f. Innere Medicin., Wiesbaden, 1888).

Rotschild et Lévy (E.), les petits Signes de l'insuffisance thyroïdienne (Gazette des hôpitaux, 1907).
— Migraine d'origine thyroïdienne (Bulletin de la Société médicale des hôpitaux, Paris, 1906).

Romberg, Paessler, Brutius, Muller, Untersuchungen uber die allgemeine Path. des Kreislaufstorungen bei acutensinfectionskrankheiten (Deutsch. Archiv. f. klinik. Med., 1899, Bd. LXIV).
— Krankheiten des Herzens und der Blutgefäsze, Stuttgart, 1906.

Sahli, Deutsch. Archiv. f. klin. Med., 1904, Bd. LXXXI, p. 493.
— Deutsch. med. Woch., 1907, n°s 16-17.
— Die Diagnostik fünfte, Auflage, 1907.

Salvioli et Pazzolini, Journal de physiologie et de pathologie générale, 1902, p. 1156.

Sansom, The Lancet, 28 août 1897.

Savy, la Tachycardie paroxystique et ses rapports avec les maladies du cœur (thèse de Lyon, 1906).

Schieffer, Ueber den Wert der Orthodiagraphie mit besonderer Beruchsichtigung der Herzuntersuchung des Soldatens (Deutsch. Militärarzt Zeits., 1906, H. 10).

Schmidt, Deutsch. med. Woch., 1901, n° 16.
— Ueber den heutigen Stand der functionnellen Herzdiagnostik und Herztherapie (Berlin. Klinik., avril 1902).

Schött, Zur akuten Ueberaustrengung des Herzens (Semaine médicale, 1890, p. 156, et 1897, p. 105).

Schutz, le Cœur dans la tuberculose (thèse Wurzburg, 1903).

Schulthess, Die Herzkrankheiten bei der Ausbehung und Ammusterung der Schweizerichen Armée, 1875-1904 (Zeitsch. f. Schweize Statistik, Bern, 1906).

Schwebel, le Poids et l'aptitude physique militaire (thèse de Lyon, 1902).

SCHWIENING, Ueber Korpergrösze und Brustumpfang bei tuberkulosen und nicht tuberkulose Soldaten *(Deutsch. militärarzt Zeitschr.*, 1906, n° 5).

SÉE (G.), *de l'Hypertrophie cardiaque résultant de la croissance (Semaine médicale*, 1885, p. 5).

SEITZ, *Die Uerberaustrengung des Herzens.*

SELIG, Béitag zur Kenntniss der Herzdilatation *(Wien. klinik. Woch.*, 10 août 1905).

SENAC, *Structure du cœur, son action, ses maladies,* 1749.

SCHAPIRO, Ueber den Einfluss des Blutdrucks auf die Herztätigkeit bei Gesunden und Krankhaften Menschen *(Deutsch. med. Woch.*, 1903).

SILVESTRINI, *Rivista critica di clinica medica,* 15 juillet 1905.

STIX, Ueber einen Fall von Tachycardie durch Vaguslähmung *(Münch. med. Woch.*, 1893).

STRASBURGER, Ein Verfahren zur Messung der Diastolichen Blutdruchs und seine Bedeutung für die Klinik *(Zeitschr. f. klinik. Ded.*, Bd. LIV, H. 5).
— Weitere Untersüchungen über Messung des diastolichen Blutdruckes *(Deutsch. med. Woch.*, 16 janvier 1908, n° 3).
— *Deutsch med. Woch.*, 1907, n° 26, et *Deutsch. Arch. f. klin. Med.*, 1907, Bd. XCI, p. 378).

STERLING, Sur la valeur de la tachycardie permanente dans le cours de la tuberculose pulmonaire *(Münch. med. Woch.*, 19 janvier 1904).

STRAUSS, *Deutsch. med. Woch.*, 1902, p. 873.
— *Deutsch. med. Woch.*, 1905, n°s 1, 2, 3).
— *Deutsch. med. Woch.*, 1908, p. 1889.

STRUBELL, Ueber funktionnelle Diagnostik und Therapie der Herzkrankheiten *(Deutsch. med. Woch.*, 15 octobre 1908, n° 142).

SYLVESTRE, *Pseudo-hypertrophie de croissance. Diagnostic par palpation large* (thèse de Lyon, 1899).

TALPAIN, *des Palpitations d'origine gastrique chez le soldat* (thèse de Lyon, 1904).

TEWILDT, *Ueber Einfluss Körperlicher Arbeit auf die Pulsusfrequent* (Dissert. Bonn, 1903).

TUCZEK, Ueber Vaguslähmung *(Deutsch. Archiv. f. klinik. Med.*, 1878, t. XXI).

TEISSIER (P.), la Pression artérielle dans la tuberculose *(Congrès de la tuberculose,* 1905).

TIEDEMANN, *Deutsch. Archiv. f. klin. Med.*, Bd. XCI, p. 331.

TREMPEL, Der gegenvartige Stand der Lehre von der Percussion des Herzens *(Münch. med. Woch.,* 1907, n° 20).

VAQUEZ, Sur les arythmies *(Presse médicale,* 14 février 1907, n° 8).

— *Semaine médicale,* 1907, n° 11, p. 121.

VAQUEZ et ESMEIN, *Presse médicale,* 26 janvier 1907, n° 8.

VAQUEZ et NOBÉCOURT, *Bulletins et Mémoires de la Société médicale des hôpitaux de Paris,* 29 janvier 1897.

VISSEQ DE LA PRADE, *Troubles du cœur et sclérose pulmonaire d'origine pulmonaire* (thèse de Paris, 1899).

VIERORDT, *Die Lehre Arterienpuls,* Braunschweig, 1885.

VOLHARD, *Zeitschr. f. klin. Med.,* 1904, Bd. LIII.

WATEAU, *de la Tachycardie chez les tuberculeux* (thèse de Paris, 1900).

WENKEBACH, *Die arytfe als Ausdrück bestimunter Fonctionstorungen des Herzens,* Leipzig, 1903.

WALDVOGEL, Wie prüfen wir der Sprechstunde die Funktion des Herzens *(Muench. med. Woch.,* 11 avril 1908, n° 32).

WERTHEIMER et LEPAGE, *Journal de physiologie,* I, 2, p. 236.

WOLFLUGEL, Ueber die Bestimmung der Herzgrösse mittels Percussion *(Deutsch. Militärarzt Zeit.,* 1907, p. 245).

YANOWSKY, *Compte rendu de l'Académie de Pétersb.,* 1907, n° 1, p. 3.

YANOWSKY et YGNATOWSKY, *Compte rendu de l'Acad. Petersb.,* 1907, n° 4, p. 287.

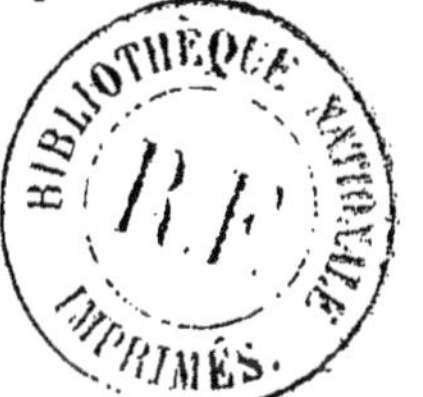

TABLE DES MATIÈRES

Avant-Propos 9

Chapitre premier. — Troubles fonctionnels du cœur et tuberculose 11

Chapitre II. — Le trouble fonctionnel 16

Chapitre III. — Diagnostic du cœur fonctionnel 19

Chapitre IV. —La tuberculose dans l'étiologie des troubles du cœur 36

Chapitre V. — Observations 61

Conclusions 85

Bibliographie 87

9 782013 565554